HUIT ANNÉES

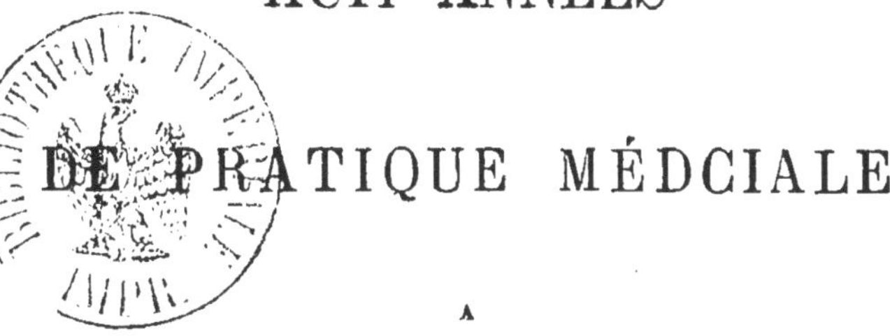

DE PRATIQUE MÉDCIALE

A

CONTREXÉVILLE

(ÉTUDE CLINIQUE)

PUBLICATIONS DE L'AUTEUR.

Leçons cliniques sur les rétrécissements de l'urètre, l'urétrotomie interne et externe, l'affection calculeuse et la lithotritie, professées à l'hôpital Necker par M. Civiale, membre de l'Institut, recueillies, rédigées et publiées par le Dr Legrand du Saulle. (*Gazette des Hôpitaux*, février-juin 1863.)

Leçons de clinique médicale, professées à l'Hôtel-Dieu par M. Trousseau, recueillies, rédigées et publiées par le Dr Legrand du Saulle. (*Gazette des Hôpitaux*, 1855-1862.)

MÉMOIRES ORIGINAUX.

De l'hystéro-épilepsie. 1855.
De l'empoisonnement par les allumettes chimiques. 1857.
Des maladies simulées. 1858.
Recherches cliniques sur le mode d'administration de l'opium. 1858.
Observation d'un cataleptique au Manicôme de Rome. 1859.
Étude sur l'hystérie. 1860.
Étude sur l'épilepsie. 1860.
Des délires spéciaux dans la paralysie générale. 1860.
De l'insalubrité de l'atmosphère des cafés et de son influence sur le développement des maladies cérébrales. 1861.
Du cri dans les affections cérébrales. 1861.
Du délire dans la fièvre typhoïde. 1863.
De quelques particularités relatives au suicide par suspension. 1863.
De l'émission involontaire de l'urine dans l'épilepsie. 1863.
De la nullité de mariage. 1864.
Coup d'œil sur la législation romaine. 1864.
Du suicide en France. 1864.
L'aphasie étudiée au point de vue médico-légal. 1865.
Étude médico-légale sur la grossesse. 1865.
La photographie appliquée à l'étude des maladies. 1865.

HUIT ANNÉES
DE PRATIQUE MÉDICALE
A
CONTREXÉVILLE

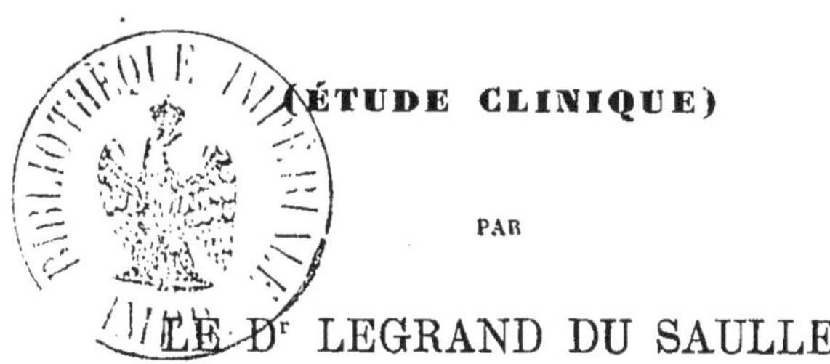
BIBLIOTHÈQUE IMPÉRIALE

(ÉTUDE CLINIQUE)

PAR

LE Dr LEGRAND DU SAULLE

> Il faut avoir vu beaucoup pour savoir un peu. L'expérience est au médecin ce que la boussole est au navigateur : elle l'avertit et le dirige.

PARIS
F. SAVY, LIBRAIRE-ÉDITEUR
24, RUE HAUTEFEUILLE, 24

1865

A LA MÉMOIRE

DU DOCTEUR BAGARD

PREMIER MÉDECIN DU ROI STANISLAS

Président et Doyen du Collége de médecine de Nancy

En découvrant, en 1759, les propriétés si efficaces de la source du PAVILLON, à Contrexéville, ce praticien a rendu un éclatant service à l'humanité.

La reconnaissance publique peut seule répondre à un pareil bienfait.

Au nom du village que Bagard a rendu célèbre ; au nom des milliers de malades qui y ont été améliorés et guéris, je tiens à honneur de rendre à la mémoire de l'illustre médecin de Nancy un pieux hommage de gratitude et de vénération.

H. LEGRAND DU SAULLE,

D. M. P.

11 mai 1865.

HUIT ANNÉES
DE PRATIQUE MÉDICALE
A
CONTREXÉVILLE

(ÉTUDE CLINIQUE)

CHAPITRE Ier.

CONSIDÉRATIONS GÉNÉRALES SUR LA SAISON DES EAUX ET SUR L'HYGIÈNE SPÉCIALE DES MALADES.

Des précautions et du traitement préalables. — De la dose de l'eau minérale prise à l'intérieur. — Du rôle de l'électricité dans l'action des eaux de Contrexéville. — Effets physiologiques. — L'eau minérale aux repas. — Traitement externe : bains, douches, etc. — L'eau de Contrexéville employée comme collyre. — Du choix de la source. — Du régime alimentaire. — De l'époque et de l'importance de la saison des eaux. — Température, vêtements, exercices, excursions. — Physiologie du buveur à Contrexéville. — Dernière recommandation. — Bilan de Contrexéville.

Des précautions et du traitement préalables.

L'eau minérale est un médicament très-sérieux : c'est un modificateur puissant de l'organisme. « Je regarde comme incurable, écrivait Bordeu, toute maladie chronique qui a résisté aux eaux minérales. » Ce n'est donc point par l'attrait d'un voyage ou de distractions multipliées que sont mus tous ces innombrables baigneurs ou buveurs que les premières chaleurs du mois de juin chassent des grands centres de population au profit de nos stations hydrominérales : leur détermination reconnaît un mobile moins frivole. Les eaux minérales guérissent fréquemment : elles soulagent et consolent toujours. Or, comment ne pas se laisser séduire par les promesses d'un tel programme?

On était autrefois dans l'habitude d'imposer un traitement préparatoire à la plupart des malades que l'on envoyait aux eaux. Cela nous rappelle que Boileau, à qui Fagon ordonna les eaux de Bourbon-l'Archambault pour *une extinction de voix*, écrivit en 1687 à Racine : « J'ai été purgé, saigné, il ne me manque plus aucune des formalités prétendues nécessaires pour prendre les eaux. » Cette citation suffit pour faire comprendre quelles étaient les tendances médicales de l'époque. Si ces indications thérapeutiques ont vieilli, elles n'en ont pas moins conservé un certain cachet d'opportunité. Voici d'ailleurs les conseils que nous croyons devoir faire entendre à ce sujet :

Lorsqu'un individu est sujet à la constipation, s'il doit faire usage d'une eau minérale qui ne jouit pas d'une vertu laxative bien démontrée, l'administration d'un purgatif doux rend de bons services en facilitant l'absorption des principes médicamenteux renfermés dans l'eau minérale. Si le malade est fort, sanguin, pléthorique; si son pouls présente une plénitude et une résistance qui fassent craindre de l'accélération circulatoire et peut-être une certaine tendance à un état congestif du côté d'un organe important, une légère émission sanguine trouve parfaitement son application dans ce cas. Une saignée du bras d'environ 250 grammes suffit amplement et place le malade dans les meilleures conditions possibles pour commencer sa cure. Le vénérable Mamelet, à Contrexéville, était dans ces idées-là, et il lui est bien souvent arrivé de pratiquer chez ses malades une émission sanguine préventive; mais nous déclarons, pour notre part, n'en avoir pas encore trouvé une seule fois l'occasion. Les morts subites, si fréquemment constatées dans les localités thermales qui sont pourvues d'eaux minérales extrêmement puissantes, à Carlsbad, à Vichy et à Bourbonne, par exemple, ne reconnaissent point en général d'autre cause que l'oubli de ces soins préparatoires, mais à Contrexéville c'est bien différent.

Il est à désirer que les malades, pendant les quelques jours qui précèdent leur départ pour les eaux, mènent une vie douce et exempte de toutes les dévorantes préoccupations de la vie. Malheureusement le contraire arrive trop souvent, et c'est alors, après des fatigues multiples, que la médication est commencée. « Quand vous arrivez aux eaux, disait Alibert, faites comme si vous entriez dans le temple d'Esculape, laissez à la porte toutes les passions qui ont agité votre âme ou tourmenté votre esprit. » En effet, plus le malade, au début du traitement, se rapproche des conditions physiologiques, plus il a de chances pour s'assimiler les vertus bienfaisantes qu'il attend de sa saison.

De la dose de l'eau minérale prise à l'intérieur.

A quelle dose exacte, à la station hydrominérale de Contrexéville, l'eau doit-elle être prise à l'intérieur? Cette question, en apparence si simple, met habituellement le médecin en demeure de formuler une réponse assez longuement motivée. En effet, autant il y a de buveurs présents le matin à la source, autant il y a d'individualités distinctes; autant il y a de maladies, autant il y a de médications. D'ailleurs, tel individu est jeune, fort, susceptible de supporter la dose maximum; tel autre, âgé, débilité, devra s'en tenir à un moyen terme, ou peut-être, en cas de circonstances morbides spéciales, ne faire qu'effleurer la médication. Tout doit dépendre de l'appréciation du médecin auquel on s'est confié : lui seul est bon juge, parce que lui seul peut descendre dans l'intimité de la constitution, apprécier le caractère des aptitudes propres à chacun, et dicter une règle de conduite conforme aux saines données de la physiologie et de la pathologie.

Dans les pays d'eaux, tout le monde se donne le travers d'exercer la médecine : on fréquente les sources depuis deux ou trois ans, donc on a de l'*expérience;* on a été soulagé et même guéri, donc on peut soulager et guérir les autres; on boit douze verres impunément, donc on conseille à ses amis de boire douze verres; on ne prend ni bains, ni douches, donc ces adjuvants cependant si précieux ne servent à rien; on ne prend pas de café, donc personne ne doit prendre de café; on boit de l'eau minérale aux repas, donc les carafes d'eau minérale doivent être placées sur toutes les tables, etc. Chacun a sa petite théorie, chacun professe sa doctrine, cite son observation à l'appui et énumère les avantages de sa méthode : c'est un cours public permanent, dans lequel les orateurs se passionnent parfois, et qui, au moins, a toujours l'avantage de captiver l'attention des auditeurs.

L'eau minérale ne s'administre pas invariablement à la même dose pour tout le monde. La meilleure preuve qu'il doit en être ainsi, c'est qu'en 1857, avec quatre demi-verres, j'ai déterminé vingt-six garde-robes en quatre ou cinq heures chez un vieillard, M. P..., ancien inspecteur des douanes, qui, un mois plus tard, sous le poids d'un découragement profond amené par des chagrins et la souffrance, devait se brûler la cervelle ! Au contraire, avec douze et quatorze grands verres, je n'ai pu, chez plus de dix ou douze malades, et notamment chez un haut dignitaire, M. R..., déterminer la moindre exonération intestinale. En 1859, j'ai vu M. V..., dont l'état général était, il est vrai, très-caduc, être pris de refroidissement, de coliques, de hoquets, de nausées, puis de diarrhée, et cependant ma prescription avait été celle-ci : « quatre quarts de verre espacés de vingt en vingt minutes. »

Dans l'*Annuaire des Vosges* de 1837, je lis le passage suivant : « Le moyen terme de ce qu'on boit par jour à Contrexéville est de quinze à vingt verres, qu'on prend de quart d'heure en quart d'heure, pendant l'intervalle desquels on se promène. » On faisait réellement, il y a vingt-huit ans, des excès ridicules, et plus d'un a sans doute été gravement préjudiciable aux malades (1).

J'ai tous les ans dans ma clientèle des graveleux auxquels je conseille volontiers dix, onze et douze verres, dans la période médiane de leur traitement, et des goutteux que je limite à huit ou neuf verres. Dans les maladies du col de la vessie et de la prostate, dans les rétrécissements de l'urètre, j'insiste infiniment moins sur la quantité du liquide à ingérer que dans les affections des reins, où il me faut de toute nécessité imposer à cet organe une lixiviation prolongée.

C'est en spécialisant que le médecin arrive à des résultats d'une grande valeur. Si vous mettez, au contraire, cinq cents malades au régime commun, de neuf à dix verres tous les matins, cela demandera infiniment moins de peine, cela est vrai, mais vous aurez provoqué par votre négligence des accidents du côté du tube digestif, des maux de tête et des phénomènes morbides de tout genre. Puis, leur saison terminée, un certain nombre de malades, dont la santé aurait exigé des ménagements et des soins particuliers, s'en retourneront incomplétement améliorés, très-fatigués par la médication et peut-être plus souffrants qu'auparavant. Faites, au contraire, que chacun reçoive un conseil motivé, en rapport avec son âge, sa constitution, ses aptitudes personnelles, et surtout son genre de maladie, et les mécomptes thérapeutiques deviendront prodigieusement rares.

(1) Lorsque j'ai publié, en 1860, mes *Etudes historiques sur Contrexéville*, j'ai parlé de ces étranges abus. Tissot, dans son *Traité des nerfs et de leurs maladies*, déplorait déjà les inconvénients graves résultant de la mauvaise administration des eaux, et il citait l'observation d'une dame qui, en 1778, fit une saison à Contrexéville dans des conditions tellement fâcheuses qu'elle éprouva des accidents hémorrhagiques d'une très-haute gravité. « On voit, ajoute Tissot, combien il est important de connaître exactement la vertu de ces eaux; mais il est vrai que les exemples fâcheux ramèneront à des précautions dont l'oubli est si funeste. »

Auprès des établissements thermaux plus qu'ailleurs, le rôle du médecin doit être essentiellement actif, et l'individu qui éprouve de la répugnance à venir lui demander des conseils se fie au hasard : il joue gros jeu et s'expose énormément à perdre la partie. Que d'exemples semblables n'ai-je pas vus!

Du rôle de l'électricité dans l'action des eaux de Contrexéville.

A Contrexéville, non-seulement les malades ont, comme ailleurs, le singulier travers de se croire *un peu* médecins, mais encore ils font de la science; cela est généralement accepté. Ils sont tous chimistes. Les conversations roulent constamment sur les analyses des différentes sources, sur la présence et l'effet de tel ou tel principe, sur l'action mystérieuse de tel ou tel élément; on met en jeu des millièmes de substances actives, et l'on base ses conclusions sur l'existence d'une quantité atomique d'iode, de brome ou d'arsenic. Un milligramme de n'importe quoi donne lieu à d'interminables théories et suscite les hypothèses les plus invraisemblables. Lorsqu'il m'est arrivé d'assister à ces tournois hydrologiques, je me suis toujours servi d'un argument qui causait d'ordinaire un certain étonnement.

« Vous attribuez, disais-je, les vertus réellement curatives de telle eau minérale à la présence de tel ou tel agent médicamenteux, mais la médecine ordinaire administre le même remède à dose égale ou à dose vingt fois plus forte, et cela sans résultats heureux. Les substances qui minéralisent l'eau dont vous faites usage se retrouvent dans l'eau de la Seine que vous buvez à Paris. Il y a plus encore : l'eau froide d'Évian et l'eau chaude de Plombières, cependant réputées et célèbres, sont infiniment moins minéralisées que cette eau de la Seine, et, chose étrange, l'eau de la mer, qui renferme 42 grammes de sels divers, n'est nulle part classée comme eau minérale! Non, la minéralisation n'explique pas tout, et c'est en dehors d'elle que se produisent parfois les effets heureux que déterminent si souvent les eaux minérales; il y a là un principe inanalysable, un principe que le chimiste ne saisit ni ne dose, et ce principe est l'élément actif auquel vous devez le rétablissement de votre santé. Quel est-il? Je l'ignore complètement, mais il existe, et on le trouvera. »

Le mystère des eaux minérales est aujourd'hui dévoilé. Un savant médecin de Metz, M. Scoutteten, vient de publier un volume de 400 pages, dans lequel il démontre de la façon la plus péremptoire que les eaux minérales déterminent toutes des phénomènes d'excitation dus à l'électricité développée par leur contact avec le corps, qu'elles produisent une action médicamenteuse et qu'elles exercent un effet topique.

M. Scoutteten s'est servi, pour ses expériences, du galvanomètre de Nobili, dont les fils métalliques faisaient dix mille tours sur les bobines. Cet instrument est établi d'après la loi découverte par Œrsted, en 1820, démontrant l'influence des courants électriques sur les déviations de l'aiguille aimantée. Au lieu de faire réagir l'eau minérale sur la terre, on peut la mettre en contact, à l'aide d'un vase poreux, avec une eau d'une autre nature. Lorsque les choses sont ainsi disposées, les deux eaux en contact forment une véritable pile, et si, à l'aide d'électrodes en platine, on fait passer le courant à travers le galvanomètre, l'aiguille aimantée dévie aussitôt et indique que l'eau minérale est négative et l'eau aérée positive. Ce fait important permet de distinguer de suite, lorsque deux eaux sont en contact, quelle est celle qui contient le plus d'oxygène; or, les véritables eaux minérales, prises à la source, ne contiennent pas, ou presque pas d'oxygène; aussi, mises en contact avec une eau de rivière, sont-elles négatives; la règle est absolue.

Quels sont les effets électriques qui se produisent, lorsque les eaux sont mises en contact avec le corps de l'homme? M. Scoutteten a constaté que toutes les eaux déterminent un courant qui part constamment du liquide pour traverser le corps de l'homme ; ainsi toutes les eaux, — minérales ou non, — sont négatives par rapport au corps qui y est plongé, mais l'intensité du courant varie considérablement selon la nature de l'eau : celle des rivières donne un courant faible ; les eaux minérales, au contraire, agissent avec une grande énergie, et l'aiguille du galvanomètre atteint souvent 70, 80 ou 90 degrés.

On voit, d'après ce qui précède, que les principes minéralisateurs ne jouent qu'un rôle secondaire. Ils exercent évidemment une action lorsqu'ils sont en quantité suffisante pour modifier l'organisme, témoin le fer qui tonifie et le bicarbonate de soude qui appauvrit ; mais le rôle joué par l'électricité, dans les cures hydro-minérales et thermales, doit maintenant être rangé en première ligne.

Notre éminent confrère de Metz n'a pu dévoiler l'important secret que la nature avait mystérieusement enfoui dans les entrailles de la terre, qu'après avoir lui-même institué toute une série d'expériences auprès des principales sources minérales de la France et de l'étranger. J'ai eu l'honneur de recevoir la visite de M. Scoutteten à Contrexéville, le 15 septembre 1862, et de l'assister dans ses ingénieuses recherches.

« Nos instruments, dit-il, ayant été installés dans une galerie vitrée, une des électrodes fut plongée dans le bassin du *Pavillon*, et l'autre dans un jardin avoisinant. L'aiguille du galvanomètre indiqua aussitôt que l'eau minérale froide avait un excès d'électricité *négative*, et que la terre était *positive*, mais la réaction était plus facile qu'avec les eaux chaudes, l'aiguille ne dépassait pas le 40me degré du cadran. La même expérience fut répétée un grand nombre de fois ; en variant souvent la position des électrodes, le résultat fut constamment le même (1). »

M. Scoutteten désira ensuite se rendre compte des effets

(1) *De l'électricité considérée comme cause principale de l'action des eaux minérales sur l'organisme*, p. 147.

du contact de l'eau minérale avec l'eau de la rivière, et voici ce qui fut observé :

« A Contrexéville, nous comparâmes l'eau courante de la petite rivière appelée le *Vair* avec l'eau minérale de la source du *Pavillon*, dont le bassin est situé à 40 mètres de distance. L'eau de rivière manifesta aussitôt un excès d'électricité positive qui alla jusqu'à 40 degrés du cadran du galvanomètre.

« Ces expériences furent encore répétées dans plusieurs autres localités, et toujours l'eau de la rivière ou de source coulant à l'air manifesta un excès *d'électricité positive* par rapport à l'eau minérale, qui était *négative* (1). »

En faisant à M. Scoutteten les honneurs de notre quartier de bains, nous lui fîmes remarquer que l'eau minérale était chauffée par des serpentins dans lesquels passait de la vapeur d'eau bouillante, et que nos baignoires étaient incrustées d'une couche d'émail, afin d'enlever facilement le dépôt ocreux qui se forme toujours malgré les soins les plus minutieux. Ce savant médecin comprit et approuva les avantages considérables de notre système balnéaire, et il a ainsi formulé son opinion dans son ouvrage : « Chauffée de la sorte, l'eau minérale froide exerce sur l'organisme une action aussi active que les eaux naturellement chaudes. »

Effets physiologiques.

Administrées à l'intérieur, les eaux de Contrexéville sont très-rapidement absorbées. Leur présence dans le système vasculaire se traduit par l'accélération du pouls, la fréquence de la respiration et l'activité plus grande de toutes les sécrétions, spécialement des urines et des selles. Elles sont éminemment diurétiques; quelques heures suffisent, après leur ingestion, pour qu'elles soient élaborées par les reins et expulsées au dehors.

(1) Ouvrage cité, p. 150 et 151.

« ...On peut donc, dit un auteur autorisé, se représenter l'eau de Contrexéville, prise en quantité aussi considérable, comme formant de véritables courants à travers la substance du rein, les bassinets et les canaux urinaires; ces courants, entraînant avec eux les mucosités et les concrétions, leur font franchir les uretères et facilitent par suite leur chute dans la vessie.

« L'urine, ou plutôt l'eau minérale parvenue dans ce réservoir, y séjourne assez pour agir sur ses parois. Celles-ci, vivement stimulées, se contractent avec plus d'énergie et expulsent, en même temps que les urines, les graviers ou même les calculs dont le volume est en proportion avec l'ampleur de l'urètre.

« L'eau de Contrexéville porte également son action sur les intestins. Presque tous les buveurs éprouvent, dans la matinée, de quatre à huit garde-robes, sans que l'abondance de ces évacuations diminue en rien la quantité d'urine, qui paraît souvent dépasser celle de la boisson.

« Il semblerait qu'une telle abondance d'eau minérale, ingérée dans l'estomac, dût fatiguer et, comme on dit, *noyer ce viscère*. Presque toujours, au contraire, l'appétit augmente notablement et les digestions deviennent plus rapides et plus faciles (1). »

Les assertions qui précèdent sont d'une rigoureuse exactitude; je n'ai que très-peu de chose à y ajouter (2).

J'ai rencontré quelques malades dont l'estomac ne pouvait que très-péniblement supporter, surtout dans les commencements du traitement, trois ou quatre verres d'eau minérale : M. le comte M..., lieutenant-colonel des voltigeurs de la garde, fut de ce nombre. Je lui proposai, deux ou trois jours après son arrivée, le 8 juillet 1857, d'ajouter à son eau une

(1) *Guide aux eaux de la France et de l'étranger*, 4e édition.

(2) M. le docteur Pâtissier, membre de l'Académie de médecine, a écrit en 1829 : « L'eau de Contrexéville est tellement amie de l'estomac, que ses hôtes peuvent impunément en boire dix litres dans une matinée. » Dix litres d'eau! Que nos malades n'en fassent pas l'essai.

faible proportion de lait, et, à partir de ce jour, la tolérance s'établit parfaitement bien. Il put boire ainsi jusqu'à douze verres, mais il continua jusqu'à la fin à prendre environ les cinq sixièmes d'eau minérale pour un sixième de lait.

En août 1858, chez une dame déjà âgée, Mme C..., dont quatre verres d'eau minérale maltraitaient horriblement l'intestin, je ne suis arrivé à faire cesser le flux diarrhéique qu'au moyen d'une infusion très-amère, prise trois quarts d'heure avant le premier verre. Comme on le voit, c'est encore un moyen des plus simples et qu'il est bon de connaître.

En 1857 et en 1858, j'ai donné des soins à M. A... de R.., ancien maître de forges, vieillard plus qu'octogénaire, atteint d'un catarrhe très-intense de la vessie. Il lui répugnait énormément d'ingérer une aussi grande proportion d'eau froide ; son estomac ne supportant pas le laitage, j'eus la pensée de lui faire mettre une petite cuillerée à bouche de sirop de baume de Tolu au fond de chaque verre. Le succès a été si complet sous plusieurs rapports, qu'en 1859, j'ai plusieurs fois conseillé l'emploi de ce même moyen, et notamment à MM. T..., de Paris, C..., de la Corse, et R.., ancien député.

Je m'oppose avec un soin extrême à la constipation, surtout chez les goutteux. Aussi, toute les fois que je suis prévenu du fait, je n'hésite pas à prescrire quatre petits paquets de magésie anglaise, de deux grammes chacun. J'en fais mettre un au fond des quatre premiers verres.

Comme l'a dit l'un de nos savants maîtres : « Le remède n'est rien, la médication est tout, et le mode d'administration principalement a quelque chose de sacramentel (1). » Ce qui était vrai d'un médicament difficile à administrer contre une maladie plus difficile encore à guérir, l'est aussi quand il s'agit d'une eau minérale dont l'emploi demande surtout à être intelligemment dirigé. Le succès en dépend, et c'est

(1) *De l'Épilepsie.* Leçons cliniques recueillies et publiées par le Dr Legrand du Saulle. — Paris, 1856, 2e édition, page 21.

bien là ce qui m'a fait dire que le rôle du médecin à Contrexéville devait être essentiellement actif.

Il n'est pas rare de rencontrer des buveurs qui, pendant les trois ou quatre premiers jours de leur saison, se plaignent de maux de tête et parfois même d'un léger commencement d'ivresse. Les effets étant tout à fait passagers, j'ai l'habitude de ne leur opposer qu'une expectation passive : en général, ils se dissipent promptement. Lorsque par hasard la céphalalgie est gravative, persistante, et qu'elle se déclare chez un sujet à tempérament très-sanguin, comme en 1858 chez un haut dignitaire de l'Église, Mgr ***, je conseille d'exposer à l'air, durant quelques secondes, chaque verre d'eau minérale, et l'acide carbonique se dégage ainsi. Je prescris simultanément beaucoup d'exercice et, toutes les fois qu'il y a possibilité, une tasse de café à l'eau, après le repas de dix heures.

J'ai à mentionner d'autres phénomènes encore; je veux parler de l'accablement général, de la courbature, et, dans quelques cas, d'une certaine cuisson le long du canal de l'urètre : ces malaises ont une durée éphémère et sont dus au commencement d'action d'une médication aussi sérieuse qu'active, et qui va tour à tour s'inscrire sur tous les rameaux de l'organisme. Le plus souvent, je laisse les choses suivre leur cours naturel; je n'interviens que lorsque le malade s'acclimate avec peine.

Enfin, il n'est pas jusqu'à l'insomnie qui, dans cette phase initiale de la cure, ne soit très-souvent observée. Je la respecte d'abord, mais si elle prend racine, je la combats avec un julep faiblement diacodé.

L'eau minérale aux repas.

Doit-on boire de l'eau minérale aux repas? En expérimentant sur moi-même les avantages et les inconvénients qui pouvaient en résulter pour les malades, je n'ai pas tardé à me convaincre que cette méthode prétendue auxiliaire du traitement était plus nuisible qu'utile, et je vais en exposer les motifs. Chaque matin, l'estomac est surchargé d'une façon insolite : il accepte complaisamment un travail rendu d'ailleurs facile par la remarquable digestibilité de l'eau minérale, mais à la condition toutefois d'un repos absolu d'une heure et demie au moins, de huit heures et demie à dix heures. A dix heures, l'armistice est levé et le déjeuner est servi : nouveau travail imposé à l'estomac. Si dans quelques cas, heureusement assez rares, le médecin a conseillé trois ou quatre demi-verres d'eau de trois à quatre heures, le tube digestif s'y prêtera encore plus ou moins, et le dîner de cinq heures et demie viendra clore la série des actes infligés à des organes susceptibles et parfois en souffrance. Si, non content de la séance orageuse du matin, de deux repas généralement trop copieux et parfois d'une séance additionnelle vers le milieu du jour, le malade, afin de bien faire les choses, mêle une certaine quantité d'eau minérale à ses aliments, et va même, dans la soirée — comme quelques vieux habitués en ont coutume — boire un verre d'eau avant de se mettre au lit, il fatigue à outrance son estomac, devient sujet à des crampes souvent très-douloureuses, contracte une diarrhée permanente qui l'oblige à se relever pendant la nuit, est pris d'indigestions de temps à autre, ne s'assimile pas ses aliments, et perd tout le bénéfice de sa saison ! Par excès de zèle, il se rend ainsi malade pendant vingt et un jours, et en rentrant chez lui, au lieu de jouir des priviléges d'une santé restaurée, il aura à se remettre des malaises qu'aura provoqués un traitement mal compris. Des mécomptes thérapeutiques surviendront presque immanquablement, et les eaux seront bientôt calomniées, taxées d'inefficacité et accusées peut-être d'avoir été la cause occasionnelle d'états gastralgiques. Est-ce donc ainsi que l'on écrit l'histoire ?

S'il arrive que les pérégrinations d'un certain nombre de malades soient frappées de stérilité, et qu'au retour d'un lointain et dispendieux voyage on vienne à regretter le sacrifice qu'on s'était imposé dans l'intérêt d'une santé compromise, cela tient la plupart du temps au défaut d'appropriation spéciale des eaux à l'état de santé de chacun, et surtout à l'impardonnable légèreté et à la surprenante insouciance de quelques-uns de nos buveurs, qui, à leur arrivée à Contrexéville, s'improvisent fièrement leur propre médecin et même celui des autres. Que de fois n'ai-je pas été tardivement appelé pour parer à des éventualités non soupçonnées par ces *confrères*, telles que *attaques de goutte*, *coliques néphrétiques*, *rétentions d'urine*, *accès de fièvre*, *indigestions*, *pissements de sang*, etc.! Quelque intelligent et instruit que soit un homme du monde, il ne fait qu'un déplorable médecin, par la raison toute simple qu'il n'a ni vu ni observé, et qu'il oublie toujours que la plus séduisante théorie vient se briser contre la brutalité du plus petit fait pratique.

Traitement externe : Bains, Douches, etc.

Les accessoires obligés du traitement consistent en bains, douches, injections et lavements. Jusqu'au jour de mon arrivée à Contrexéville, on a pris peu de bains. Je n'ai point à apprécier ici les motifs sur lesquels se sont fondés les confrères qui m'ont précédé; je ne doute pas qu'ils ne soient acceptables. Mais, après un mûr examen de la question, je déclare que j'ai cru en conscience devoir réagir contre cette abstention. Très-grand partisan des bains dans la plupart des maladies qui conduisent à Contrexéville, je déclare que n'en point prendre régulièrement, c'est se priver d'un adjuvant d'une grande valeur.

Mais je comprends le bain d'eau de Contrexéville de plusieurs façons, et quand j'en prescris un, je donne par avance toutes mes instructions au malade d'abord, au baigneur ensuite. Tantôt j'ordonne deux, trois, quatre et jusqu'à six bains par semaine, d'une durée de quarante-cinq à soixante minutes, et à une température oscillant entre 29 et 36 degrés centigrades; tantôt je fais alterner le bain d'eau de Contrexéville avec un bain dans lequel j'ajoute 200 ou 250 grammes de sous-carbonate de soude.

La durée de chaque bain est importante à signaler : il est des malades que je ne laisse dans l'eau que de vingt à trente minutes, témoin Mme de G...., dans la saison de 1859; mais il en est d'autres, et dans les cas de colique néphrétique, par exemple, auxquels je prescris dans la journée deux bains de trois heures chacun. MM. V..., de Niort, et R..., ont passé par ces épreuves.

Un bain tous les jours n'est pas sans inconvénient pour quelques malades débilités et âgés; je les engage souvent à prendre un jour de repos sur trois. Je me suis toujours trouvé très-bien de cette méthode; mais il est bien difficile de faire comprendre aux malades que les affections chroniques ont besoin d'être traitées lentement, et qu'il y a plus de mal à attendre que de bien à espérer, en voulant précipiter la cure. Les vingt et un jours sacramentels sont toujours là pour nous faire obstacle, et tous les raisonnements viennent échouer contre l'usage et la routine.

Les effets d'un bain minéral sont très-complexes. Il y a d'abord ceux qui sont dus à l'eau, puis ceux que l'on rapporte à l'action des sels minéralisateurs. Tous ces effets peuvent donc varier par la qualité de l'eau minérale, comme par la température et par la durée du bain.

Si le bain est trop chaud, la peau gonfle et rougit, le sang y afflue, la vie se porte de dedans au dehors; il peut survenir de graves accidents par la trop grande excitation de l'arbre circulatoire, et l'absorption médicatrice se trouve interrompue.

Si le bain est trop froid, la peau se resserre et fait ce qu'on appelle *chair de poule*, la vie se concentre sur les organes intérieurs. Si l'un d'eux est engorgé, la congestion sera augmentée. Un état congestif peut même s'établir du côté d'un appareil de l'économie qui jusque-là avait été indemne. Les inconvénients du bain trop chaud ou du bain trop froid se valent donc.

Le nombre des bains à prendre est fixé par le médecin ; il varie nécessairement selon la maladie et selon les effets qu'ils produisent. Quand après avoir éprouvé du bien-être, on arrive à ressentir de la fatigue, une perte de forces, il faut les cesser. Comme tous les médicaments toniques, les bains minéraux ne peuvent dépasser un certain degré d'efficacité sans produire des effets contraires ; il faut donc savoir s'arrêter à propos.

Je suis dans l'habitude de faire prendre des douches aux buveurs affectés de gravelle ou d'engorgement de la prostate. Moyen d'une grande puissance, la douche demande à être maniée avec une opportunité qui égale la prudence. Le premier jour, je la fais donner de sept à huit minutes, l'eau étant à la température de 26 degrés. La seconde fois, la température est abaissée à 22 ou 23 degrés, et la durée est portée à douze ou quinze minutes. Enfin j'arrive insensiblement à prescrire des douches froides de vingt minutes. S'il arrive que le médecin oublie pour un instant la circonspection qui ne doit jamais l'abandonner et qu'il fasse d'emblée administrer à son malade des douches froides de vingt minutes. sait-on ce qui pourra advenir? Des engourdissements articulaires, des rhumatismes, la fièvre, etc., etc., et je n'assombris pas le tableau à plaisir.

Le 15 juillet 1863, un vieillard atteint d'une affection catarrhale de la vessie d'une certaine intensité, se prescrivit à lui-même une douche froide au périnée. Il la supporta très-bien, mais il fut pris dans la soirée d'une rétention d'urine complète. Il me fit alors demander. Je le sondai, et je retirai environ 700 grammes d'urine sanglante et fétide. Il s'est remis de cet accident et a pu continuer sa cure.

A quelques jours de là, le 28 juillet 1863, je fus appelé auprès d'une dame de quarante-cinq ans qui prenait les eaux depuis huit jours ; elle s'était guidée elle-même jusque-là, et, sur les conseils pressants de son voisin de table, elle s'était fait administrer une douche d'eau froide de quinze à dix-huit minutes sur les reins. Elle était sortie de son cabinet un peu courbaturée, et la doucheuse lui ayant recommandé de faire une grande course pour se réchauffer, la pauvre dame B... s'était fatiguée outre mesure. Qu'en était-il résulté? Une abondante hémorrhagie. Dix jours après, la malade s'en retournait en Alsace, sans avoir pu reprendre l'usage interne de Contrexéville, dont elle avait cependant un bien grand besoin!

La douche excite vivement la peau, y attire la vie, et l'accumule sur les points où frappe le jet. Cette action prolongée pendant plusieurs minutes a de grands effets thérapeutiques lorsqu'elle est administrée à propos.

La douche rectale se rapproche des lavements ordinaires, mais son action est plus puissante par la force du jet. Employée surtout pour combattre la constipation, elle vient presque toujours à bout de la vaincre, et, par son action combinée avec celle de l'eau minérale, elle rend à l'intestin le ressort qu'il avait perdu. Après quelques jours de son emploi, les selles redeviennent faciles et naturelles.

Dans d'autres cas, la douche rectale est employée contre les engorgements de la matrice, de l'ovaire, et de tous les organes internes. Il y a là une double action, celle d'un bain local, et celle due à l'absorption de l'eau minérale. La force d'impulsion du jet doit être moindre, et la durée prolongée pendant plus longtemps. Comme moyen évacuant, la douche rectale n'a pas besoin de durer pendant plus de cinq minutes; autrement, elle peut avoir des inconvénients.

M. le professeur A. Millet, de Tours, a une très-grande confiance dans la douche appliquée au traitement de la gravelle : « La douche, dit-il, jouit d'une efficacité réelle, incontestable; elle fait rendre du sable en notable quantité à ceux qui se sont soumis à son action. Pendant ma saison de vingt et un jours à Contrexéville, je n'ai pris que deux bains et dix-huit douches. Les douches me faisaient et m'ont fait un bien infini. Je rendais après chaque douche, dans la nuit, des quantités fabuleuses de sable rouge, très-fin, très-délié.

« Tous les malades jeunes et valides avec lesquels je me suis trouvé en rapport à Contrexéville ont suivi mes conseils et imité mon exemple : ils ont beaucoup moins insisté sur l'usage des bains et ont été prendre des douches, ils en ont retiré d'excellents résultats. MM. R..., de la F..., M..., B..., A..., D..., m'en ont adressé de sincères et chaleureux remercîments. L'un de ces malades, M. R.., habite Tours, je le vois souvent comme médecin et comme ami ; il ne s'est jamais mieux porté et bénit les douches de Contrexéville.

« Après être sorti du bain, ou bien après avoir reçu une douche, il faut s'essuyer le corps avec un linge chaud et un peu rude ; puis on s'habille rapidement et l'on va faire dans le parc si le temps est beau, ou sous les galeries de l'établissement si le temps est pluvieux, une promenade de dix à vingt minutes.

« La douche imprime à tout l'organisme une sensation de bien-être qu'il est difficile de pouvoir décrire. En venant de recevoir une douche, on se sent frais, vigoureux, dispos, et ce bien-être se prolonge pendant longtemps.

« Je tiens donc beaucoup à cette médication héroïque dans le traitement de la gravelle, et je la recommande à mes confrères, parce que je lui crois une très-grande puissance et que je l'ai expérimentée non-seulement sur moi, mais sur un certain nombre de malades que j'ai facilement amenés à suivre mes conseils et mon exemple. Et aucun d'eux n'a eu d'accidents, mais tous, au contraire, en ont été notablement soulagés (1). »

Lorsque j'aborde avec mes malades la question de la douche, je m'informe au préalable d'une chose absolument indispensable à connaître, celle de l'existence ou de la non-existence d'hémorrhoïdes, et je les préviens que la douche appliquée sur les lombes, comme dans la gravelle, ou à la

(1) *Une Saison à Contrexéville*, 2e édit., p. 28.

région périnéale, comme dans l'engorgement de la prostate, est certainement de nature à provoquer un état fluxionnaire des parties voisines de l'anus, et par conséquent à faciliter une réapparition hémorrhoïdaire. S'ils passent outre, je m'incline, mais au moins j'ai prévenu jusqu'à l'ombre d'un reproche possible. Si les malades sont vierges de toute manifestation de ce genre, il va sans dire que je commence sans arrière-pensée le traitement par les douches.

Lorsqu'au contraire des individus sont habitués à des déplétions sanguines presque périodiques par la voie d'hémorrhoïdes fluentes, et que, venant momentanément à être privés de cet émonctoire bienfaisant, ils éprouvent quelques maux de tête accompagnés de malaises caractéristiques, je n'hésite pas à leur conseiller des douches ascendantes chaudes : l'effet ordinaire se fait peu attendre.

J'ai la plus grande confiance dans les bains de siége toutes les fois que les malades ressentent quelques sensations pénibles ou douloureuses du côté du col de la vessie ou du canal de l'urètre, et, chaque année, j'en prescris un certain nombre. Je les fais prendre, suivant les cas, de dix à vingt minutes, et à une température de 30 degrés centigrades ; ou bien je prescris des bains de siége de quatre à cinq minutes, à une température de 24 à 25 degrés centigrades ; ou enfin des demi-bains froids d'une minute et demie à trois minutes. La médication par les bains de siége a beaucoup plus d'activité qu'on ne serait porté à le croire, mais elle demande à être maniée avec intelligence et circonspection. Dans des cas où les souffrances sont très-vives, je prescris un bain de siége prolongé, avec addition de 60 grammes de tilleul préalablement infusé dans de l'eau bouillante : les malades en retirent d'excellents effets.

J'emploie l'eau minérale de Contrexéville en injections dans les deux sexes. Je n'ai généralement eu qu'à me louer d'avoir prescrit des injections vaginales dans les cas de flueurs blanches, de catarrhe de la matrice, de tendances marquées aux hémorrhagies utérines, etc., etc. Les lotions fréquemment renouvelées sur les parties génitales externes ont même leur utilité dans certains cas.

Chez les hommes atteints d'inertie vésicale, dont le réservoir naturel de l'urine a perdu une grande partie de son élasticité, de sa contractilité normale, et qui sont obligés de se passer une sonde pendant la nuit ou même plusieurs fois dans le jour, je propose volontiers une injection d'eau minérale froide dans la vessie. Les malades savent bientôt se passer du médecin, surtout si l'on a la précaution de mettre entre leurs mains des sondes à double courant. Ces injections dans la vessie m'ont déjà rendu de grands services, et notamment chez MM. D..., G..., L..., B... de C..., etc.

J'ai importé à Contrexéville l'usage du lavement d'eau minérale, le matin, avant la boisson, dans quelques circonstances qui méritent d'être mentionnées. J'ai reconnu que ce moyen avait une certaine efficacité chez l'homme, dans les cas d'hématurie, d'atonie vésicale et d'émaciation générale; chez la femme, lorsqu'il s'agit de vaincre des prédispositions hémorrhagiques, de combattre la chlorose et de lutter contre quelques phénomènes particuliers offerts par l'appareil sexuel. Enfin, quand l'eau minérale administrée à l'intérieur détermine une diarrhée qui va se continuant dans la soirée et pendant la nuit, je ne sache pas qu'il existe un remède aussi inoffensif d'abord, puis qui agisse aussi sûrement comme tonique et comme astringent. Ce lavement doit, autant que possible, être conservé pendant quelques minutes.

L'eau de Contrexéville employée comme collyre.

Il n'est peut-être pas une seule station hydro-minérale en France qui justifie aussi complétement que Contrexéville sa grande et légitime réputation. Les succès thérapeutiques obtenus depuis l'année 1759 ont été les seuls propagateurs de sa célébrité.

Lorsque nous émettons cette opinion, le public nous croit, parce qu'il nous sait honnête et sincère ; mais s'il lui reste dans l'esprit un vague soupçon de partialité, il s'en défera bien vite, en entendant les malades chanter partout les louanges de la source : c'est un concert unanime d'éloges et d'actions de grâces. Chaque établissement thermal a d'ordinaire ses admirateurs et ses détracteurs, mais, par une faveur spéciale, Contrexéville n'a pas de détracteurs. Je me trompe, il s'en est peut-être trouvé un, dont les assertions hasardées ont été accueillies avec un étonnement voisin de l'incrédulité. Vidons ici ce débat, qui chaque année se représente et donne lieu à une infinité de commentaires malsonnants : la femme de César ne doit pas être soupçonnée.

Dans un opuscule, d'ailleurs très-bien fait, sur *la source des yeux, aux bains d'Hercule* (en Hongrie), M. le docteur J. Mitre Caillat a commis une méprise étrange et à coup sûr bien inattendue. En parlant des eaux de Contrexéville, il a dit, entre autres choses : « *L'usage extérieur des eaux n'y est pas toujours entièrement innocent. Madame B... a amené, il y a deux ans, la perte complète d'un de ses yeux par des lotions imprudentes pratiquées chaque jour à la source du Pavillon* (1). » Or, il est bon que l'on sache que, d'après la tradition locale, la source principale de Contrexéville jouissait, trente ou quarante ans avant l'année 1759, d'une grande réputation pour le traitement des affections de l'appareil oculaire. Tous les habitants de la contrée qui avaient des maux d'yeux venaient se bassiner les paupières à Contrexéville et emportaient de l'eau dont ils se servaient comme d'un collyre très-réputé. Les malheureux, ils ne pensaient guère qu'ils s'exposaient à avoir les yeux crevés !....

Erreur n'a jamais fait compte. Nous connaissons M. le docteur J. Mitre Caillat, sa probité, sa bonne foi et son savoir, et nous sommes persuadé que notre honorable confrère cessera désormais de sonner le tocsin lorsque le feu

(1) Page 73.

n'est nulle part. Qu'il avoue franchement que l'eau de la source du *Pavillon* n'a pas précisément une action aussi fulgurante que le vitriol; qu'il dise en toute humilité qu'il s'est trompé, et, cette dette une fois payée, personne ne songera à lui garder rancune de sa révélation sinistre. Lorsqu'un homme bien intentionné s'égare, c'est se montrer loyalement son ami que de l'avertir qu'il fait fausse route. Mamelet et moi, nous avons toujours conseillé l'eau de Contrexéville contre les rougeurs des paupières.

Du choix de la source.

On me demande bien souvent à Contrexéville comment il se fait que les malades se portent tous en foule le matin à la source du Pavillon, alors que les sources du Prince et du Quai restent désertes; cependant, ajoute-t-on, l'eau minérale est la même. Je répondrai à cela que l'excessive abondance de la source du Pavillon ayant toujours suffi bien au delà des besoins, le temps, l'habitude, la reconnaissance et la routine lui ont lentement tenu lieu de parrains; mais que depuis les récents travaux exécutés aux sources du Prince et du Quai, j'ai dû me préoccuper du degré de valeur thérapeutique que l'on pouvait accorder à ces deux dernières. Or, d'après les témoignages d'hommes intelligents et sincères qui se sont complaisamment prêtés à l'expérience ou qui ont désiré la faire de leur plein gré, il semble résulter que la source du Prince est un peu plus laxative. L'analyse chimique ne donne pas la raison de cette suractivité d'action; mais le fait pratique m'a été signalé, et lorsque j'échoue maintenant à procurer une ou deux exonérations intestinales à un malade, au moyen de l'eau minérale du Pavillon, je l'adresse à la source du Prince, et il m'est arrivé plusieurs fois de réussir.

J'ai vu de même deux petits garçons et une jeune fille dans un état très-voisin de la chlorose et de l'anémie, se trouver tellement bien de l'eau de la source du Quai, que je suis très-volontiers tenté de lui attribuer des vertus ferrugineuses plus accentuées et des propriétés toniques plus grandes.

Je ne livre ces deux assertions que sous bénéfice d'inventaire. Pour moi, la question n'est pas encore jugée complètement. Je vais continuer à m'occuper de l'étude comparative des trois sources de l'établissement de Contrexéville.

En général, il est très-rare à Contrexéville qu'un malade abandonne son traitement au bout de quelques jours, — ainsi que cela se voit si fréquemment ailleurs, — faute de pouvoir digérer l'eau minérale. Cependant, au mois de juin 1861, nous reçûmes un jour la visite de M. M..., que nous ne connaissions point du tout et qui nous tint textuellement ce langage : « Je suis un transfuge de Pougues, je bois ici depuis huit jours ; mais, comme il y a incompatibilité entre mon estomac et votre eau minérale, je pars demain. Qu'est-ce que vous pensez de cela? » A cette question si originale, je me contentai de répondre par des considérations qui frappèrent mon interlocuteur et le déterminèrent à m'accorder le sursis de vingt-quatre heures que je demandai. Le lendemain matin je lui fis mettre dans son verre un sixième de lait pour cinq sixièmes d'eau minérale..., et il ne partit pour Paris que le vingt-troisième jour, après être progressivement arrivé à boire douze verres.

J'ai été plusieurs autres fois assez heureux pour combattre des résolutions extrêmes et des partis désespérés. Je dois ajouter qu'on m'en a toujours su le meilleur gré.

Régime alimentaire.

On pose constamment aux médecins qui exercent près des établissements thermaux des questions comme celles-ci : « Peut-on manger de ceci ? Doit-on s'abstenir de cela ? » Eh bien, là encore il faut spécialiser, car on ne conseillera évidemment pas le même régime au malade dont l'urine est acide qu'à celui dont l'urine est alcaline, et on établira des nuances entre les mets qui doivent être de préférence recherchés par les goutteux ou par les individus qui souffrent de l'estomac, du foie, de l'intestin, de la rate ou de la vessie. Le médecin doit donc indiquer, lorsqu'il reçoit la visite d'un nouvel arrivé, le régime alimentaire qu'il sait le plus en rapport avec la maladie dont les caractères lui ont été exposés.

Il y a bien peu de maladies chroniques dans lesquelles l'estomac ne soit plus ou moins dérangé. Presque toujours les digestions sont pénibles, incomplètes. Des sucs mal élaborés, versés continuellement dans le sang, altèrent sa composition et fournissent aux organes des principes peu réparateurs et souvent nuisibles.

Règle générale, on mange trop à Contrexéville. Le changement d'air, l'absence de toute préoccupation, l'exercice considérable que l'on est forcé de prendre, et surtout l'effet tonique des eaux sur l'estomac, éveillent l'appétit et facilitent les digestions. Le malade, qui depuis longtemps se plaignait d'inappétence, se trouve si heureux de ce changement qu'il en profite avec usure. Il abuse presque toujours de ce retour d'appétit sans songer à ce qui peut arriver.

Comme le malade mange beaucoup, toutes les forces qu'il acquiert par l'usage des eaux sont employées à la digestion de l'excédant de nourriture qu'il reçoit. Celui au contraire qui n'abuse pas de son appétit, mais qui le modère dans ce qu'il a d'excessif, permet à son estomac de ne pas dépenser toute l'énergie qu'il acquiert; il met alors en réserve une bonne partie des forces qu'il a su ménager : tous les organes, toute l'économie peuvent plus tard en profiter.

Modération dans la quantité des éléments ingérés, telle est donc la première règle à suivre pour le régime.

Quant au choix des aliments, il y a deux règles à suivre :

1° S'abstenir de tout aliment que l'estomac digère mal. Il y a là des indications particulières que le malade seul peut étudier et faire connaître à son médecin. Les caprices de l'estomac sont infinis : telle substance d'une digestion facile pour tout le monde est invinciblement refusée par lui, tandis que d'autres, reconnues pour indigestes, sont désirées et parfaitement supportées. C'est au malade à remarquer ce qu'il peut attendre de chaque espèce d'aliment, et à éviter tout ce qui peut entraver une bonne digestion.

2° Parmi les substances dont la digestion se fait sans peine, s'abstenir de celles dont la nature est contraire à la maladie qu'il s'agit de traiter; ainsi, malgré un goût prononcé pour les substances féculentes et malgré leur digestion facile, le diabétique doit s'en priver rigoureusement. Celui qui a le sang appauvri ne choisira que des aliments réparateurs; celui qui est sous l'influence de la gravelle ou de la goutte s'abstiendra d'aliments trop azotés (1); etc., etc.

A part les cas où le régime doit être sévèrement exclusif et borné aux aliments désignés par le médecin, il est bon de les varier, d'user par portions à peu près égales de substances prises dans les deux règnes, animal et végétal; d'habituer l'estomac à une variété de mets qui excite l'appétit et soit capable de prévenir la prédominance dans le sang de tels ou tels principes : on reculera ainsi le développement de ces diathèses morbides qui surprennent l'homme à l'âge adulte et ne le quittent qu'au tombeau.

On recommande spécialement aux malades l'usage de la viande de bœuf, de mouton, de veau et de volaille, rôtie ou grillée. Les deux premières, sous un petit volume, contiennent une grande proportion de principes alibiles. La chair de volaille convient aux estomacs délicats, nerveux, peu énergiques; celle du veau n'est pas d'une digestion facile; j'ai presque toujours vu les convalescents ne pas la supporter aussi bien que le bœuf ou le mouton rôti et un peu saignant.

C'est avec raison que l'on proscrit la chair de porc et

(1) Le médecin le plus distingué de Vichy, M. le docteur Amable Dubois, professe identiquement la même manière de voir sur l'importance du régime alimentaire dans la gravelle et la goutte.

toutes ses préparations, les viandes fumées ou salées, le lièvre et le gibier en général.

On ne peut guère se procurer, à Contrexéville, que du poisson de rivière : la truite, la carpe, la perche, sont d'une digestion facile. Je ne voudrais pas proscrire le goujon, mais le saumon et l'anguille ne peuvent convenir qu'à des estomacs vigoureux; j'en dirai autant de l'écrevisse, qui est fort indigeste et dont on fait un fâcheux abus.

Les œufs, avec leurs préparations si variées, offrent un aliment très-doux, riche en principes nutritifs; aussi, en sert-on tous les jours.

Il y a des personnes qui, fidèles aux doctrines de Brillat-Savarin, croiraient avoir mal dîné si elles ne terminaient leur repas par du fromage. Or, les fromages récents peuvent être permis, mais il faut s'abstenir de ceux qui sont secs, forts et trop avancés.

Les légumes constituent une partie essentielle du régime. Il ne peut évidemment être question des légumes secs et farineux, toujours nuisibles à des estomacs malades; mais parmi les légumes frais, il en est quelques-uns qui donnent lieu à des pesanteurs, à des flatuosités pénibles : dans ce cas, il faut nécessairement s'en priver et régler son alimentation d'après les susceptibilités particulières des organes digestifs. Tel malade ne peut digérer les pommes de terre, tel autre les petits pois ou les haricots verts, celui-ci les asperges, celui-là la carotte, etc.

Il faut surveiller la manière dont les mets sont préparés. Les viandes doivent être rôties, grillées, ou cuites dans leur jus, et l'on ne doit faire qu'un accueil modeste aux ragoûts à sauces blanche ou rousse, épaissies avec de la farine, et fortement épicées.

Le poisson doit être grillé, assaisonné d'une sauce au beurre; s'il a été frit, il faut le dépouiller avec soin et ne manger que la chair.

Les légumes seront préparés très-simplement, à la crème ou sautés au beurre.

Parmi les épices ou condiments, le sel est le seul qui soit admis sur les tables de Contrexéville. Le poivre, la moutarde, le piment, sont et doivent être proscrits à juste titre. Cependant dans quelque cas, le médecin ne peut oublier qu'il y a des estomacs dont l'action ne s'éveille que sous une impression un peu vive ; puis il y a des malades tellement habitués dès leur enfance à l'usage même immodéré de ces substances, qu'il est difficile de ne pas les leur permettre dans une quantité modérée : la privation absolue nuirait peut-être à la sécrétion des sucs nécessaires à l'acte digestif.

On ne peut pas s'élever trop fort contre l'usage des pâtisseries et des bonbons que l'on prodigue aux desserts.

Des malades qui ne peuvent, sans souffrir, manger de la salade, des fruits, tout ce qu'on appelle vulgairement des crudités, viennent sérieusement nous demander s'ils peuvent en faire usage? La réponse est toute faite : c'est la nature qui s'en charge. Ne faut-il pas être bien ennemi de soi-même pour désirer et consommer des aliments d'une incompatibilité si peu douteuse ?

D'autres qui digèrent très-bien la salade nous adressent la même question ; et quand nous leur disons qu'il n'y a aucun inconvénient à en faire usage, ils sont tout étonnés de notre condescendance et sont volontiers tentés de nous la reprocher, en nous objectant que la salade contient du vinaigre, que les acides détruisent l'effet des eaux, etc., etc.

Entendons-nous bien. Les acides sont presque toujours nuisibles, parce que leur action directe sur les parois de l'estomac produit une irritation fâcheuse ; il est donc sage de s'en abstenir, mais non pas à cause de leur effet chimique, et comme neutralisant le principe des eaux.

L'action des acides est tout à fait locale, *à petites doses*, et les individus qui digèrent bien la salade, qui n'éprouvent pas une impression fâcheuse par le contact du vinaigre sur la muqueuse digestive, n'ont rien à craindre. Ce ne sont pas trois ou quatre gouttes de vinaigre qui feront mal, et qui détruiront l'effet des eaux ! L'acide acétique, comme tous les acides végétaux, est presque instantanément décomposé dans l'estomac. Il ne s'agit donc que de bien s'observer : on s'abstient de salade, s'il y a lieu; si l'on en mange, on le fait avec prudence et mesure.

Ce que je dis de la salade, je le dirai à plus forte raison des fruits : tous les acides qu'ils contiennent, et en très-petite quantité, sont décomposés presque sur-le-champ. Je ne vois aucun motif pour en priver les malades, qui généralement les désirent vivement. Je mets toujours la condition qu'ils soient digérés sans peine et qu'on en use avec modération. Je ne pense pas qu'il y ait aujourd'hui un médecin empêchant ses malades de manger un abricot, une prune, une pêche *bien mûrs*. Des malades ont été, dit-on, guéris de la goutte et de la gravelle par l'usage des fraises; on sait tout le parti que l'on retire souvent d'une cure de raisin dans les maladies du foie, etc., etc. Je dirai donc : Consultez l'estomac, ses forces, ses susceptibilités, ses caprices; consultez surtout la nature de la maladie à traiter, le tempérament et l'âge du malade, et ne lui ordonnez pas des privations inutiles; il a bien assez déjà de celles que la nécessité lui impose.

Les malades qui ne peuvent digérer les fruits crus, les prennent souvent sans inconvénient cuits avec du sucre et en marmelade : sous cette forme, c'est un aliment agréable, n'offrant pas les inconvénients que l'on paraît redouter.

Je ferai une réserve particulière pour le melon, si souvent nuisible même aux personnes bien portantes. Sa chair, molle, aqueuse, fondante, est presque toujours trop froide et trop débilitante pour des santés compromises; le plus sage est de n'en manger jamais.

Des médecins, trop imbus encore des théories chimiques, défendent l'usage du vin pendant la saison des eaux, et veulent qu'on ne boive que de l'eau pure. Dans le vin de bonne qualité, les acides sont en petite quantité, et comme ils sont végétaux, ils se décomposent rapidement par l'acte de la digestion.

L'eau additionnée de vin, dans la proportion d'un quart

de vin pour trois quarts d'eau, forme une boisson agréable, saine, tonique, stimulant légèrement l'estomac par la faible quantité d'alcool qu'elle contient. Nous recommanderons d'employer de préférence le vin de Bordeaux : c'est vraiment le vin des malades, et il ne serait pas mal qu'il le fût de beaucoup de gens bien portants. Quant au vin de Lorraine, que l'on sert dans tous les hôtels de Contrexéville, il est un peu aigrelet et d'une qualité parfois douteuse. Dans l'intérêt de nos malades, j'engage les hôteliers du village à faire l'acquisition d'un bon vin ordinaire, qu'ils feraient payer à part.

Je ne sais pas, en somme, s'il y aurait un grand avantage pour les buveurs à leur interdire, comme le voulait Mamelet, l'usage du café noir. Je dis cela en thèse générale, car il est des malades auxquels une grande sévérité dans le régime est nécessairement imposée et pour lesquels l'abstention du café est certainement une loi. Cette question est toujours laissée à l'appréciation du médecin, et je pense, pour ma part, qu'à Contrexéville, par exemple, où le repas de dix heures est beaucoup trop copieux, une tasse de café à l'eau, prise immédiatement après le déjeuner, peut parer aux inconvénients directs de cette exubérante alimentation. D'ailleurs, le café jouit de propriétés diurétiques incontestées.

De l'époque et de l'importance de la saison des eaux.

A quelle époque de l'année est-il préférable de se rendre aux eaux ? Du temps de Plutarque, on préférait le printemps et l'automne, et, si nous en croyons Tibulle, les Romains renonçaient aux bains pendant les chaleurs caniculaires. On a le très-grand tort en France de ne déférer qu'à des questions de convenance personnelle et de remettre le soin de sa santé à un moment propice, c'est-à-dire aux instants de trêve que peuvent laisser les affaires, sans prendre suffisamment en considération les intérêts bien autrement graves qui restent en souffrance. L'homme prévoyant, au contraire, arrête d'avance son programme, et, lorsqu'il connaît l'époque qui lui est le plus profitable, il dispose toutes ses occupations de façon à jouir en temps utile de la somme de liberté qu'il lui faut.

La plupart des établissements thermaux ne sont ouverts que pendant trois ou quatre mois. Et cependant rien ne s'oppose, à la rigueur, à ce que les eaux soient prises indifféremment pendant toute l'année, puisque leur température, leurs propriétés et leur action thérapeutique sont immuables. Toutefois, nous ne saurions nier qu'il convient mieux, sous beaucoup de rapports, de mettre à profit les beaux mois, c'est-à-dire ceux de juin, de juillet, d'août et de septembre, d'autant plus que, dans certaines contrées très riches en établissements hydro-minéraux, le climat laisse souvent à désirer. On croit généralement que le mois de juillet est préférable à tous les autres, et il en résulte dans quelques localités un encombrement très-regrettable. Les quartiers de bains sont littéralement assiégés. Heureusement nous n'en sommes pas là à Contrexéville, grâce aux nouveaux agrandissements et à la bonne entente qui règne dans les différents services de l'établissement.

Si l'on se rend aux eaux pour sa santé, on doit faire bon marché des distractions et des plaisirs que les administrations thermales multiplient pendant les instants de foule, et profiter, au contraire, du calme salutaire que l'on y rencontre à deux époques bien précises de l'année : du 10 au 30 juin, et du 10 au 30 août.

Qu'on le sache bien une fois pour toutes : on ne se rend pas impunément à Vichy ou à Carlsbad. Les eaux y sont d'une richesse minéralisatrice exceptionnelle, et si elles rendent des services éminents, c'est à la condition expresse d'être parfaitement adaptées au sujet, à son âge, à son affection morbide, à sa constitution et même à ses idiosyncrasies. On s'expose sans cela à des mécomptes désolants, et on court le risque d'avoir aggravé une situation que l'on espérait rendre meilleure. Le choix d'une station thermale n'est donc point une affaire d'inspiration ou de sentiment, et ce n'est point par des raisons de convenance ou d'après de vagues renseignements de quelques amis que l'on doit se laisser guider.

Autant d'eaux minérales différentes, autant de médicaments différents. Or, comment admettre, avec certains auteurs, que les substances si diverses qui entrent dans la composition de ces eaux, le fer, le soufre, l'iode, les sels alcalins et tant d'autres principes, n'agissent que d'une seule et unique manière, en élevant le degré de vitalité de l'économie? C'est vouloir qu'un agent thérapeutique, par cela seul qu'il se trouve dissous naturellement dans une eau minérale, soit complétement déshérité de ses propriétés intrinsèques, ou même qu'il en ait acquis de tout à fait opposées. Et le rôle joué par l'électricité, qu'en faites-vous? Évidemment, c'est tout confondre, sous prétexte de tout simplifier.

« Parmi les eaux minérales, dit M. Constantin James, il en est plusieurs qui, semblables en cela à quelques médicaments, exercent sur certains organes une action propre, déterminée, spécifique. Vichy modifiera surtout les appareils glanduleux (le foie entre autres), Loëche la peau, Bonnes la poitrine, Contrexéville les sécrétions urinaires, Baréges les plaies d'armes à feu, La Malou, Wilbad et Gastein la moelle épinière. » Voilà ce que j'appelle spécialiser et spécialiser avec intelligence. Répétons cela sans cesse aux gens du monde. « La vérité, a dit Fontenelle, est un coin qu'il faut faire entrer par le gros bout. »

Température, vêtements, exercice, excursions.

La température est habituellement assez froide à Contrexéville; les variations climatériques y sont très-brusques, et les malades ont coutume, afin de parer aux vicissitudes de l'atmosphère, de se couvrir chaudement. Cette précaution est à coup sûr dictée par une sage entente de l'hygiène, mais je ne voudrais pas, comme je l'ai vu trop souvent, que les buveurs éprouvassent au moindre exercice une abondante transpiration cutanée, car on diminue de cette manière la portion aqueuse de l'urine et on « favorise la précipitation d'une plus grande quantité d'acide urique ou de sels (1). »

Pendant la séance du matin, l'exercice est de rigueur. Aussi, lorsque le temps est beau, les malades ne devraient-ils jamais se grouper autour de la fontaine et rester assis pendant plusieurs heures, ne se dérangeant que tous les quarts d'heure et se hâtant de venir bien vite reprendre leur place. Ils ont, selon moi, quelque chose de mieux à faire qu'à s'abandonner aux charmes de la conversation, et je ne saurais en vérité trop les engager à circuler dans les jardins et dans le parc : ils ont tout à gagner à cette dépense d'activité, qu'ils peuvent au besoin racheter dans le cours de la journée par une heure ou deux de repos. Je suis en cela parfaitement d'accord avec l'un de mes confrères : « L'alanguissement des fonctions de la peau, dit-il, joue un grand rôle dans l'étiologie des malades qui fréquentent nos sources ; il est inutile de dépenser par le jeu des muscles l'excitation névrosthénique de la médication ; il y a, en outre, pour tous ceux qui portent des affections des voies urinaires, des raisons mécaniques de se mouvoir le plus possible : les reins sont ainsi aidés à pousser vers les uretères les calculs arrêtés dans leurs cavités, les vessies paresseuses et délicates accomplissent plus régulièrement leurs fonctions d'excrétion (2). »

Cette longue promenade du matin ne doit cependant pas porter un préjudice trop radical aux parties de campagne qui sont si souvent concertées dans les environs ; c'est le cas alors de les faire en voiture.

L'exercice facilite la digestion, soit de l'eau minérale,

(1) Mamelet, *ouvrage cité*.
(2) M. Baud, *ouvrage cité*.

soit des aliments, et de cette façon épargne à l'estomac un excès de fatigue qui pourrait ne pas être sans danger au milieu de l'excitation générale que produit l'absorption de l'élément médicamenteux.

Les promenades de la Glacière et de Bellevue, dépendant de l'établissement, dans le village même ; la grande avenue du champ Calot, à travers les bois de Contrexéville, à deux kilomètres ; les ruines de la Mothe (vingt-cingt kilomètres), ancienne ville de France dont le siége a été fait en 1634, et où l'on fit usage de la bombe pour la première fois ; le chêne des Partisans (quatorze kilomètres), but fréquent d'excursions, dans la belle forêt de Saint-Ouen ; les gracieuses vallées de Bonneval et de Chèvre-Roche (quatorze kilomètres) ; les forges de la Hutte et de Droiteval (vingt-deux kilomètres) ; les belles verreries et tailleries de la Planchotte, la Rochère et Clairfontaine (vingt-huit kilomètres) ; les houillères de Norroy et de Crainvilliers (douze kilomètres), situées dans des vallons très-pittoresques, offrent aux étrangers des buts de promenades et des motifs de distraction. Enfin, à six kilomètres dans la direction du village de Dombrot, on rencontre une montagne dite le Haut de Salin, d'où le regard embrasse un horizon immense vers les montagnes des Vosges et du Jura. Quelques buveurs profitent encore de leur séjour à Contrexéville pour faire un pèlerinage à Domremy : l'humble demeure de celle qui fut à la fois une sibylle et un héros y est parfaitement conservée.

Physiologie du buveur à Contrexéville.

Les habitués de Contrexéville sont d'ordinaire grands, forts, robustes, ont le teint coloré et sont souvent chargés d'embonpoint : ils semblent afficher une exubérance de santé. Mais que l'on ne s'y trompe pas : il y a chez eux, physiologiquement parlant, un *excès de recettes sur les dépenses*.

Leur âge est déjà avancé. Ainsi, en 1857, j'ai donné des

soins à 69 malades, et, en additionnant l'âge de chacun, je suis arrivé au total de 3,565 années, c'est-à-dire à l'âge moyen d'un peu plus de 51 ans. — En 1858, en répétant la même opération pour les 110 buveurs qui m'ont fait l'honneur de me demander des conseils, j'ai obtenu le chiffre de 5,540 années, dont la moyenne n'est pas tout à fait 50 ans. — En 1859, 124 personnes, 6,351 années, moyenne d'un peu plus de 51 ans, comme en 1857. — En 1860, 199 malades, 9,762 années, moyenne d'un peu plus de 49 ans. — Je n'ai plus continué ce genre de recherches.

Dernière recommandation.

En buvant son dernier verre d'eau minérale à la source, le malade qui s'apprête à rentrer chez lui n'en a point fini avec la médication thermale. Les effets de la saison ne sont pas toujours immédiats, instantanés ; loin de là, que de fois ne les a-t-on pas vus se prolonger pendant deux, trois ou huit mois, et même beaucoup plus ? Aussi, en reprenant ses affaires et ses occupations habituelles, ne doit-on pas perdre de vue que l'on reste soumis à une action thérapeutique et que l'extrême fatigue ou les excès peuvent déterminer des secousses physiques qui neutralisent complétement les résultats de la saison des eaux. Le calme, la sobriété et l'exercice favorisent au contraire les effets ultérieurs de la médication.

Bilan de Contrexéville.

Maintenant, quel a été jusqu'à ce jour le nombre des malades venus à nos eaux ? Les chiffres que nous avons pu nous procurer sont les suivants : en 1830, 108 ; en 1835, 109 ; en 1836, 139 ; en 1854, 101 (1) ; en 1855, 242 ; en 1856,

(1) En 1854, le choléra sévissait dans toute la France. Les Vosges n'ont point été épargnées, et c'est là ce qui peut expliquer une chiffre aussi faible.

274 ; en 1857, 338 ; en 1858, 364 ; en 1859, 500 ; en 1860, 503 ; en 1861, 662 ; en 1862, 715 ; en 1863, 824 ; en 1864, 1035.

Sans doute, le chiffre des malades a été bien loin de répondre à l'efficacité du remède ; mais, si le succès numérique a manqué, il est vrai de dire que l'on n'a encore rien fait pour le chercher : la réputation s'est faite lentement, et par le seul fait de la reconnaissance des clients guéris ou très-notablement soulagés. Là où Contrexéville a mis plus d'un siècle pour arriver à la notoriété publique; d'autres établissements ont mis quelques années à peine ; mais le succès improvisé et dû à d'impudentes réclames n'a qu'une durée éphémère ; le silence et le ridicule s'emparent bientôt de ces réputations forcées, de ces gloires d'un jour, et le vide ne tarde pas à se faire autour d'elles. En France et à l'étranger, nous en compterions beaucoup d'exemples. Contrexéville repose sur des assises inébranlables, et les événements prouveront tous les jours de plus en plus en faveur de la marche ascendante qui l'attend.

CHAPITRE II.

STATISTIQUE.

Le chiffre total des malades que j'ai eu l'honneur de soigner à Contrexéville, dans l'espace de huit années, s'élève à seize cent cinquante-deux (1). Voici, d'après les notes que j'ai prises sur chacun d'eux, comment il m'a été possible de catégoriser les diverses affections dont ils étaient atteints :

(1) Les malades venus à Contrexéville pendant plusieurs années consécutives, et le nombre en a été assez considérable, n'ont été compris qu'une seule fois dans cette statistique. Le même individu, bien qu'observé à sept ou huit reprises différentes, ne peut, en effet, constituer qu'un seul et même cas de lésion morbide, à des degrés divers.

Gravelle urique	446
Gravelle phosphatique (*Phosphate ammoniaco-magnésien*)	44
— (*Phosphate de chaux*)	56
Gravelle oxalique	11
Gravelle pileuse	1
Gravelle et catarrhe de vessie	39
Gravelle et goutte	103
Gravelle, goutte et asthme	15
Goutte	147
Goutte et catarrhe de vessie	48
Goutte, hémorrhoïdes et asthme	12
Rhumatisme goutteux	14
Catarrhe de vessie	235
Maladies des reins (*néphrites aiguë et chronique : albumine, sang, sucre ou pus dans les urines*)	138
Pierre ... avant l'opération	32
Pierre ... après l'opération	41
Maladies diverses de la vessie (*atonie, inertie, paralysie, névralgie, état variqueux, abcès urineux, tumeurs, cancer, fistule urinaire, rétention d'urine, hémorrhagie, cystite aiguë, incontinence d'urine*)	113
Maladies de la prostate	42
Maladies du canal de l'urètre	27
Maladies du foie	28
Maladies de l'estomac et des intestins	21
Maladies du système nerveux	10
Maladies des femmes	33
Maladies diverses	6
Total général	1652

Toutes les statistiques sont, dit-on, imparfaites; la mienne n'échappe donc pas à la loi commune. J'ai cependant la prétention de croire qu'il s'y trouve un élément inattaquable : la bonne foi.

Quant à des erreurs d'appréciation, j'ai pu en commettre, car le médecin n'a point l'infaillibilité pour apanage; mais, pour avoir compris la maladie de M. X. sous telle dénomination au lieu de l'avoir rangée sous telle autre, je n'ai dû compromettre la santé de personne. Si, par malheur, j'eusse fait du mal à quelqu'un, la source du *Pavillon* se serait empressée de réparer ma bévue. Ma conscience est donc en repos.

CHAPITRE III.

LA GOUTTE ÉTUDIÉE A CONTREXÉVILLE.

Physiologie du goutteux; premier accès. — Accès consécutifs; déformations goutteuses. — Causes; hérédité; défaut d'exercice. — Des bains; opinions des auteurs sur l'action des eaux de Contrexéxille dans la goutte. — Les prétendus spécifiques de la goutte. — Hygiène des goutteux.

Physiologie du goutteux. — Premier accès.

Le goutteux est un être à part : il ne sait pas s'écouter vivre et est son propre ennemi. Lorsqu'il ne se rend pas malade en s'écartant par trop complaisamment des règles les plus élémentaires d'une sage réserve, il se médicamente avec tant de zèle et d'inintelligence qu'il aggrave ses douleurs! Le goutteux ne meurt pas : il se tue. Je voudrais cependant qu'il apprît à ne point faire trop mauvais ménage avec « la déesse » qu'a chantée Lucien, le poëte de Samosate, et je viens, dans ce but, lui exposer quelques idées essentiellement pratiques. S'il a la velléité de se convertir, qu'il se hâte de profiter de la leçon, car je vais lui parler au nom de la science, de la vérité et de l'expérience; s'il n'a nulle envie de rompre avec ses traditionnels errements, qu'il rejette loin de lui cette brochure; je n'écris pas pour les gens qui courent au suicide.

Déjà, dans l'antiquité, la goutte avait été surnommée la *reine des maladies*. Certes, à l'état aigu, c'est bien la plus douloureuse affection dont l'humanité soit affligée; c'est bien la plus tenace aussi; car elle prend l'homme à l'âge adulte et ne le quitte qu'au tombeau. Il est possible de rendre les accès plus courts, moins intenses et plus rares, — et ce résultat est relativement très-considérable, — mais les guérisons sérieuses sont rares.

Il est peu ordinaire que la goutte ne se fasse pas préalablement annoncer par des phénomènes prémonitoires. On remarque, par exemple, un grand abattement, de fréquents assoupissements et des bâillements ; le sommeil est agité et troublé par des cauchemars ; l'appétit est irrégulier, tantôt insatiable, tantôt nul ; les malades se plaignent après le repas d'ardeurs à la gorge, de froid à la région de l'estomac, de malaise et d'oppression ; puis ils deviennent taciturnes, moroses et très-facilement excitables. Avant la première attaque, toutes ces circonstances passent inaperçues, mais les malades se couchent un beau soir plus gais, plus vifs, mieux portants en apparence que les jours précédents, et entre minuit et trois heures du matin ils sont tout à coup réveillés par une souffrance qui, sept fois sur dix, siége, dans ce premier accès, au gros orteil de l'un des pieds. La douleur ressemble d'abord à toute espèce de douleur, mais bientôt elle se change en une constriction violente, avec élancements et pulsations, puis en une sensation de brûlure et de dilacération. Les patients ne trouvent point d'expressions assez énergiques pour décrire leur souffrance : ils la comparent à un clou pénétrant dans les articulations, à une tenaille pressant les membres, à un broiement entre deux pierres, aux morsures d'un chien. Quelques-uns nous disent qu'il leur semble qu'on leur laisse tomber sur le pied de l'huile bouillante, d'autres de l'eau tiède ; celui-ci croit qu'on lui verse du plomb fondu, celui-là qu'on lui promène un couteau dans les jointures, et ce dernier enfin qu'on enfonce un coin entre ses os !

Jusqu'à cinq ou six heures du matin le mal va ainsi en augmentant, au milieu de l'insomnie, de l'inquiétude et de la fièvre. Souvent, entre six et sept heures du matin, une douce transpiration survient ; l'acuité des symptômes diminue, et le malade, dont la fatigue est extrême, peut s'endormir de nouveau. Dans les cas les moins graves, surtout dans les premières attaques, ces souffrances décroissent, se suspendent un peu ou tout à fait pendant le jour, et ne redeviennent plus ou moins violentes que de minuit à six heures du matin ; puis il en est ainsi durant plusieurs jours. Mais quand les attaques sont intenses, il y a à peine quelques instants de rémission le matin, et la soirée n'est pas encore venue que déjà l'exaspération de la douleur réapparaît !

L'orteil se colore peu à peu : il devient luisant comme une pelure d'oignon et rouge comme une pivoine. Si l'on touche du bout du doigt le sommet de l'articulation malade, on détermine une horrible souffrance, et si l'on promène sa main sur tout le pied pour chercher à délimiter le siége du mal, on ne tarde pas à reconnaître du gonflement au cou-de-pied. La coloration devient ensuite moins foncée ; la teinte, si vive la veille ou l'avant-veille, pâlit ; la douleur diminue, puis l'accès cesse et tout disparaît. Les articulations restent cependant roides et molles pendant quinze ou vingt jours ; elles manquent de souplesse, de flexibilité, et les malades disent au médecin qu'ils ont des *pieds de coton*, qu'ils ont la marche incertaine, et qu'il leur semble que leur chaussure est de beaucoup trop large.

Accès consécutifs. — Déformations goutteuses.

J'ai esquissé la manifestation initiale de la goutte, et j'ai supposé qu'elle frappait inopinément un jeune homme ; mais plus tard les choses ne se passent plus avec cette simplicité classique : la maladie s'attaque à deux jointures à la fois, aux deux pieds, à un pied et à un genou, aux deux mains, à un pied et à un poignet, etc., etc. Une série de phénomènes analogues aux précédents s'établit, et les accès peuvent se prolonger ainsi pendant trois mois et même davantage. C'est là ce que les auteurs ont appelé la *chaîne des accès*.

Les premières manifestations ou les recrudescences goutteuses se remarquent de préférence aux deux principaux changements de saison, au mois de mars et au mois de novembre. Le fait existe. je le constate, mais je n'en hasarderai point l'explication.

Après la cessation de la goutte aiguë, la plénitude de la santé reparaît, mais on voit cependant plus d'un malade conserver pendant toute sa vie, après une première attaque, d'incurables engorgements articulaires.

La goutte régulière chronique se déclare habituellement vers l'âge de cinquante ou de cinquante-cinq ans. Mais si des accidents aigus sont survenus chez un malade encore très-jeune, il n'est pas extraordinaire, par exemple, de le voir en proie, à trente-cinq ou quarante ans, à toutes les souffrances ordinaires de l'état chronique, surtout si le sujet a manqué de patience, s'il a trop tracassé sa goutte, s'il en a prématurément supprimé les évolutions, et s'il n'a point observé les conditions d'hygiène, de régime et de diète sur lesquelles j'insisterai bientôt.

Erasme écrivait à son ami : « J'ai la néphrétique et tu as la goutte; nous avons épousé les deux sœurs. » Beaucoup de goutteux, en effet, finissent par avoir la gravelle et par endurer de temps à autre les exquises douleurs de la colique néphrétique, qui provoque une horrible agitation, d'affreuses secousses et d'incoercibles vomissements. Trop souvent soumis à l'usage non interrompu du bicarbonate de soude ou de l'eau de Vichy, ces malades-là finissent, au bout de six mois ou d'un an, par avoir une santé extrêmement délabrée et par se faire beaucoup de mal. C'est alors qu'ils arrivent à Contrexéville et que nous avons la mission de réparer les outrages d'une médication intempestive et dangereuse.

Il se développe fréquemment sur les parties latérales des articulations des doigts ou des orteils de petites protubérances, des saillies non arrondies, polygonales, à bords mousses, qui déforment ces articulations et les déjettent parfois, de manière à luxer les doigts ou les orteils.

Les tophus, — car c'est d'eux qu'il s'agit, — sont composés d'urate de chaux et de phosphate de chaux.

Quand les tophus restent longtemps, ils usent la peau, et

alors les malades, armés d'un cure-dent ou de la pointe d'un canif, s'épluchent soigneusement, collectionnent de la craie, et vous montrent à l'occasion toutes leurs petites boîtes.

Causes. — Hérédité. — Défaut d'exercice.

Les causes auxquelles on peut attribuer l'invasion de la goutte sont multiples. Les individus qui sont le plus exposés à contracter cette affection sont en général doués de muscles puissants, ont une grosse tête, de larges épaules, une poitrine saillante et un abdomen proéminent. On rencontre sans doute quelques goutteux fluets et maigres, mais parmi eux plusieurs ont été auparavant pléthoriques et obèses, et l'hérédité a fortement agi sur les autres.

Dès la plus haute antiquité, la transmission de la goutte par la voie générative a été admise. L'homme étant essentiellement modifiable et perfectible par lui-même, la transmission ne s'effectue pas d'une manière fatale. Nous pouvons, à force d'efforts, parvenir à l'amélioration de notre organisation et perpétuer chez nos descendants des qualités physiques acquises; nous pouvons également dégénérer et léguer à notre race le cachet indélébile de notre propre déchéance. Il n'y a rien d'absolu quant à la goutte: la filiation morbide ne s'établit pas en vertu d'une loi mathématique. La prédisposition héréditaire exige d'ailleurs, pour se faire sentir, l'action déterminante de quelques-unes des causes qui ont amené la maladie chez les parents. Or, ne peut-on pas prévenir cette influence et se soustraire par une hygiène appropriée à l'ensemble de ces circonstances étiologiques?

Que l'on se rappelle pour un instant le court apologue de La Fontaine intitulé: *la Goutte et l'Araignée*. Craignant les médecins qu'elle aperçoit dans les palais, la goutte choisit d'abord pour habitation une cabane,

> S'étend à son plaisir sur l'orteil d'un pauvre homme,
> Disant : « Je ne crois pas qu'en ce poste je chôme. »

Mais elle s'y trouve très-malheureuse, parce qu'elle est toujours en campagne.

> Son hôte la menait tantôt fendre du bois,
> Tantôt fouir, houer.....

L'araignée, de son côté, était maltraitée dans les palais. Elles changent alors de gîte.

> La goutte, d'autre part, va tout droit se loger
> Chez un prélat, qu'elle condamne
> A jamais du lit ne bouger.

L'opinion scientifique la mieux établie sur la goutte consiste à admettre que c'est une maladie qui sévit de préférence sur les individus qui ne se livrent pas à un exercice corporel suffisant, à un travail physique assez énergique, eu égard à leur conformation héréditaire ou acquise (1). Il en résulte que les aliments ingérés ne se trouvent pas, soit par leur qualité, soit par leur quantité, dans un rapport conve-

(1) Un pharmacien qui a écrit sur Contrexéville un mémoire intéressant, a cru pouvoir divulguer les noms de quelques-uns des hôtes habituels de Contrexéville. Nous lisons entre autres choses ce qui suit : « Les eaux de Contrexéville, un instant désertées pendant les troubles politiques, virent revenir leurs anciens visiteurs dès que ces troubles furent calmés. Les sommités de l'aristocratie, des corps diplomatiques, de l'armée, de la finance et de l'industrie, les ont de nouveau fréquentées ; des Espagnols, des Anglais, des Suédois, des Russes, des Américains, sont venus prendre ces eaux. MM. de Luynes, de Breteuil, de Pommereux, d'Ambray, de Rohan, de Lambertye, Aldobrandini-Borghèse, d'Hennin-d'Alsace, de Montalembert, de Pimodan, de Moustier, de Mesgrigny, de Biron, de Cazes, de Siméon, de Portalis, de Labrador, de Tolédo, d'Abancourt, de Pange, de La Rochefoucauld, de La Pinsonnière, de Cossé, de Rivière, de Lamarch, de La Haye-Jousselin, de La Rochejaquelein, d'Armfed, de Bustamente, Pozzo di Borgo, le maréchal Macdonald, les généraux Trézel, Oudinot, Gazan, de Mornay, de Bertois, de Ponthon, de La Rüe, de Maucomble, de Montliveau, Bernard, Saint-Cyr, Hugues, etc ; MM. d'Argout, La-

nable avec les dépenses habituelles de l'organisme. Les aliments alors, après s'être assimilés, ne servent plus seulement à l'entretien de l'économie, à la réparation des forces, au maintien de la santé; et, en se désassimilant, ils ne sont plus successivement éliminés par les divers émonctoires. Il en reste une certaine proportion dans le sang, et un composé chimique peu soluble, l'*acide urique*, se forme et s'accumule peu à peu. De là aux manifestations goutteuses et graveleuses, il n'y a pas loin.

L'homme qui aime et recherche la bonne chère n'a pas besoin pour marcher droit à la goutte de lester tous les jours son estomac d'une abondante nourriture; il lui suffit d'ingérer habituellement des aliments succulents, renfermant sous un petit volume une forte proportion de matériaux nutritifs et très-peu de substances réfractaires à la digestion. Ceux, au contraire, qui ne font usage que d'aliments grossiers et peu réparateurs, mais qui mangent beaucoup, finissent par arriver identiquement au même résultat.

Plutarque a rappelé que « Platon nous admonestoit sagement de ne remuer et n'exercer point le corps sans l'âme, ny l'âme sans le corps, ains les conduire également tous deux, comme un couple de chevaux attelez à un mesme timon ensemble. » Cette règle est constamment négligée. Cependant les individus prédisposés à la goutte ne devraient jamais perdre de vue qu'un exercice énergique produit un rapide appel de sang dans le système musculaire, qu'il contribue

cave-Laplagne, Passy, de Wendel, Mallet, d'Aubermesnil, d'Aviel, d'Espeuilles, de Champ-Louis, de Richemont, de Saulcy, Rollin-Sandos; MM. Bravard-Veyrières, Arnal, Richard (de l'Institut); Mgrs Blanquard de Bailleul, archevêque de Rouen, Cœur, évêque de Troyes, de Montbel, de Guénélieuc; MM. de Dalmas, Tirlet, Clary; Mmes de Montaran, Horace Vernet, etc., etc., doivent être cités en première ligne parmi les illustres clients des eaux de Contrexéville. » — Cette énumération a été faite en 1857 : combien de noms ne pourrions-nous pas y ajouter depuis huit ans! Mais la discrétion est la première des vertus du médecin. A défaut d'autres, je veux avoir celle-là.

puissamment à l'équilibre et à l'harmonie de toutes les fonctions, à la conservation générale des forces, des organes et des facultés, et qu'il y va enfin de leur salut de savoir prudemment combiner les travaux corporels avec les études de l'esprit.

Arétée avait déjà reconnu que le repos du corps et les longs travaux de l'esprit étaient susceptibles de déterminer cette affection chez les gens les plus sobres et les plus réservés en toutes choses. Galien avait fait la même observation.

Chaque année je vois arriver à Contrexéville deux ou trois malheureux dont le travail est sédentaire, et qui sont aux prises avec les accidents diathésiques les moins équivoques. Dans toutes les saisons, j'ai même à traiter de vénérables ecclésiastiques qui, au dépens de l'activité physique, ont occupé outre mesure leur esprit à des travaux intellectuels ou à de longues méditations. Aussi, lorsqu'on vient narguer les goutteux et qu'on leur répète à peu près ces paroles de Raymond (de Marseille) : « Puisqu'il n'y a que des gens riches, oisifs, adonnés à la bonne chère, aux plaisirs du lit, à l'inaction, qui souffrent les atteintes de la goutte, il est juste qu'ils fassent, même en ce monde, pénitence pour les plaisirs de toute espèce qu'ils se procurent » (1), il doit être bien permis à ces malades d'user de représailles et de répondre, avec Sydenham, que « la goutte tue plus de gens intelligents que d'imbéciles » (*plures interemit sapientes quam fatuos*).

La goutte n'est pas incurable, comme on l'a prétendu pendant très-longtemps ; mais elle n'est pas non plus un brevet de longue vie, ainsi que cela a été également dit. L'important pour les malades est de se soumettre à un genre de vie conforme aux prescriptions de l'hygiène.

La goutte est très-rare chez les Turcs et les habitants des Antilles. Les boissons aromatiques, telles que le café et le

(1) *Sur les maladies qu'il est dangereux de guérir*, p. 314.

thé, n'auraient donc point une influence trop pernicieuse, à la condition toutefois d'ingérer une très-notable portion d'eau aux repas ou entre les repas.

Des bains. — Opinions des auteurs sur l'action des eaux de Contrexéville dans la goutte.

A Contrexéville, les goutteux ont généralement une sainte horreur pour les bains. Je ne me rends pas, je l'avoue, un compte bien net d'une aversion aussi profonde ; je la crois en partie imméritée. Si les bains sont réputés nuisibles, c'est qu'on ne sait pas les prendre.

Un de mes confrères, chargé avec moi du service médical du théâtre impérial de l'Odéon, a récemment publié d'excellents travaux sur la goutte (1). Issu d'une famille de goutteux, témoin des tortures qui ont longtemps martyrisé son père, goutteux lui-même, M. le docteur Galtier Boissière est devenu l'un des hommes les plus compétents sur cette matière. Je l'ai souvent consulté sur la question des bains, et nous sommes rapidement tombés d'accord. Pour qu'un bain, et qu'en particulier le bain d'eau de Contrexéville, devienne un moyen profitable au goutteux, il faut que le malade ne reste dans sa baignoire que de quinze à trente minutes ; que, rapidement essuyé au moyen de linges rudes, secs et chauds, si la température l'exige, il soit ensuite placé nu entre deux draps ou deux couvertures de laine, suivant la saison, et que, sans trop le découvrir, on lui prodigue, ou mieux qu'il se fasse lui-même de vigoureuses frictions sur toutes les parties du corps qui ne sont le siége d'aucune douleur. On doit se servir pour cela d'étoffes grossières, de toiles turques, de gants ou de sangles de crin, de brosses de caoutchouc. Puis, aussitôt habillé, le malade doit aller

(1) *De la goutte, de ses causes et de son traitement préservatif, palliatif et curatif.* Paris, 1860, à la librairie Victor Masson.

faire une longue course, monter à cheval, faire des armes ou de la gymnastique, ou faire une promenade en voiture. Il va sans dire qu'il n'est ici question que du goutteux *jeune et en dehors des accès.*

Un bain aussi court, suivi de semblables frictions et d'exercice, communique une activité plus grande, une énergie plus accentuée, aux diverses fonctions de la surface cutanée, accélère et augmente les excrétions, et place le goutteux dans des conditions relativement excellentes. Si, au contraire, les malades prennent un bain d'une heure, se vêtissent lentement et rentrent dans leur appartement, il suivent une médication qui peut n'être pas exempte de quelques légers périls, mais qui ne justifie pas, dans tous les cas, une abstention radicale.

Sur le très-grand nombre de cas de goutte qu'accuse ma statistique, j'ai observé un chiffre considérable de malades remarquablement améliorés, extrêmement soulagés. Quinze ou dix-huit goutteux m'ont même affirmé qu'ils se considéraient comme guéris; mais je crains bien qu'ils ne donnent improprement le nom de *guérison* à ce qui n'est pour moi qu'une très-longue phase de *rémission*. Lorsqu'on s'entend bien sur la valeur des mots, on fait de la science honnête et loyale, et l'on appelle les choses par leur vrai nom.

Ouvrons, du reste, une enquête médicale; citons à notre barre les praticiens les plus autorisés en enregistrant leurs dépositions.

MM. Thouvenel et Mamelet ont rapporté dans leurs écrits des observations que je ne peux malheureusement reproduire *in extenso*, mais que je vais essayer de résumer. Il sera possible par là de se faire une idée des succès obtenus à Contrexéville contre la goutte.

1° M. le chevalier de M... eut un premier accès en 1795. Saison d'un mois à Contrexéville en 1799, après une violente attaque qui avait duré six semaines. Nouvel accès en 1800. Retour aux eaux de 1800 à 1809. Guérison.

2° M. le baron D..., magistrat de la Cour royale de Nancy.

Avant 1808, diverses attaques de goutte. Saison à Contrexéville chaque année. Guérison.

3° M. V..., conseiller à la Cour de cassation. Accès de goutte légers. Crise violente en 1817, laryngite, aphonie présumée goutteuse. Saison à Contrexéville en 1820. Disparition de l'extinction de voix et de la goutte au gros orteil. Retour aux eaux en 1821, 1822 et 1823. Guérison complète en 1826.

4° M. F..., propriétaire de forges à Bains. En 1821, premier accès au pied droit. Saison à Contrexéville. En 1836, il n'avait pas encore eu de rechute.

5° M. de C... (de Saint-Dié). Engourdissement des pieds consécutif à un accès de goutte. Souffrances occasionnées par la marche. Saison à Contrexéville en 1833. Retour aux eaux en 1838. Très-légers ressentiments de la goutte, à cette époque, mais qui ne l'ont jamais empêché de marcher.

M. Baud a publié l'observation de M. le comte de L..., âgé de soixante-cinq ans, d'une constitution sèche et nerveuse, goutteux depuis son adolescence, qui n'avait eu qu'à se louer de ses voyages à Contrexéville, mais qui, cédant aux instances de quelques amis, prit pendant trois saisons consécutives les eaux de Vichy à leurs sources et fit usage de bicarbonate de soude dans les intervalles. Ce malade, en 1854, reprit le chemin oublié de notre modeste village et arriva dans un état grave. « Il repartit doté du ton organique, de la régularité fonctionnelle, de l'aptitude cérébro-spinale de ses meilleurs jours. A son retour, en 1856, je le retrouvai jouissant encore des bénéfices de cette remarquable réhabilitation... Les bénéfices de la cure contrexévillaine s'étendent pour le goutteux bien au delà des résultats immédiats ; l'hiver qui succède à une première saison dans les cas heureux, mais plus sûrement encore ceux qui succéderont à un deuxième et troisième retour à la source, sont de moins en moins fréquemment et de moins en moins gravement traversés par les orages de la goutte. De nombreux malades ont récupéré d'une manière définitive la liberté de leurs mouvements et le régulier exercice de leurs fonctions. Quelques-uns même de nos anciens habitués affirment qu'après une fréquentation assidue de plusieurs années, ils n'ont plus gardé que quelques rares et insignifiantes manifestations goutteuses (1). »

Nous avons rappelé ailleurs (2) l'opinion qu'a émise M. le docteur Constantin James, et qui est conçue dans les termes suivants : « Les eaux de Contrexéville, administrées pour combattre l'affection goutteuse, *redonnent de la souplesse aux muscles et aux ligaments, et elles préviennent ensuite les incrustations tophacées qui amènent si souvent l'ankylose.* » Nous avons été à même d'apprécier la valeur et la justesse de cette proposition.

« Les goutteux abondent à Contrexéville, dit M. le docteur Auguste Millet, de Tours, et sont presque en aussi grand nombre que les graveleux (j'entends ici par goutteux des malades ayant eu un ou plusieurs accès de goutte). La plupart de ceux que j'y ai vus étaient des malades que Vichy n'avait pas le moins du monde soulagés.... Ils étaient venus, confiants dans l'antique réputation de Contrexéville, demander soulagement à ses eaux ; et bon nombre d'entre eux s'applaudissaient du choix qu'ils avaient fait.

« Je pourrais citer ici un brasseur d'Alsace, jeune encore puisqu'il n'avait que trente-neuf ans, qui était réduit à marcher avec des béquilles lorsqu'il arriva aux eaux de Contrexéville. Sa physionomie respirait l'anxiété la plus grande ; ses efforts pour faire quelques pas à l'aide de ses béquilles dénotaient une souffrance intolérable. Au bout de quelques jours, il y avait une métamorphose complète, une transformation que tous les buveurs ont pu constater.... Quelques verres d'eau avaient suffi pour faire taire les douleurs, pour faire cesser l'embarras et la gêne que ce pauvre homme avait

(1) Ouvrage cité, p. 64, 65 et 68.

(2) Legrand du Saulle, *Notice sur les eaux minérales de Contrexéville*, publiée à Epinal en juillet 1857.

à se mouvoir. La gaieté et l'espérance, en rentrant dans son cœur, avaient donné à ses traits une expression de bonheur dont je garderai longtemps le souvenir.

« Je pourrais encore relater l'observation d'un juge au tribunal de la Seine, perclus de douleurs, marchant avec peine dans le parc, appuyé d'une part sur le bras de son valet de chambre et de l'autre sur sa canne. Je l'ai rencontré, quelques jours après son arrivée à Contrexéville, cheminant lestement sur les routes et faisant des promenades de plusieurs kilomètres sans peine et sans souffrance. Son domestique n'en revenait pas et croyait à un miracle. Le vieux juge lui-même, avec lequel j'ai plusieurs fois causé longuement, était émerveillé et vantait à outrance les effets admirables des eaux de Contrexéville dans la goutte.

« Devrais-je aussi parler de quelques vénérables ecclésiastiques, arrivant à cette station d'eau minérale avec des sabots, et ne pouvant mettre d'autres chaussures, tant leurs orteils étaient gonflés et douloureux? Au bout de quelques jours, ils allaient et venaient comme les plus intrépides marcheurs, et faisaient des promenades réellement fort longues, eux qui auparavant pouvaient à peine mettre un pied devant l'autre.

« Ce que j'écris en ce moment ne doit être interprété que d'une manière scientifique et n'est pas l'effet d'un enthousiasme de circonstance. Mon opinion ne peut, par conséquent, donner lieu à aucune supposition fâcheuse. Car loin de moi la pensée d'une impudente exagération laudative; je dis ce que j'ai observé, et je le dis avec une bonne foi et une sincérité que personne ne saurait suspecter. Évidemment, j'ai vu et rencontré des goutteux qui n'avaient pas retiré des eaux de Contrexéville tout ce qu'ils en attendaient. Évidemment, j'ai causé avec des hommes qui étaient désillusionnés, parce qu'ils n'avaient pas éprouvé plus de soulagement, plus de bien-être, à Contrexéville qu'à Vichy!...

« Mais il faut ici faire une confession entière et sans restriction ; j'ai demandé à ces hommes, jeunes pour la plupart, quel était leur régime ordinaire, quelles étaient leurs habitudes, quel était leur genre de vie, et, à l'exception d'un seul (négociant de Lyon, exemplaire sous tous les rapports), j'ai trouvé des malades qui étaient gros mangeurs, amis de la bonne chère, sablant avec bonheur le xérès. les meilleurs crus de Bourgogne et de Bordeaux, le champagne, etc., etc.; se nourrissant de gibier, de truffes; se levant et se couchant tard, fréquentant le monde, courant les bals, les soirées, les concerts, les spectacles; s'exposant au froid. à l'humidité, etc., etc.; en un mot, ne voulant rien sacrifier pour se mettre à l'abri des accidents et des souffrances auxquelles ils sont en proie de temps en temps depuis de longues années. Ils se figuraient, *les innocents*, qu'il suffisait de venir à Contrexéville s'imposer, pour ainsi dire, un jeûne de vingt et un jours, pour être à jamais guéris.... et qu'ils pourraient ensuite reprendre impunément leurs fâcheuses et déplorables habitudes. Quelles amères déceptions ils récoltaient!... A plusieurs d'entre eux qui me faisaient leurs douloureuses confidences, j'ai retracé la vie sobre et austère à laquelle ils devaient désormais se condamner s'ils voulaient éviter le retour de leurs terribles accès de goutte; et tous, sans exception, tout en faisant un sombre tableau de leurs maux, aimaient encore mieux souffrir que de se priver. Est-il alors étonnant que les eaux ne soient pas efficaces? Est-il étonnant qu'elles n'apportent pas non-seulement la guérison, mais encore le soulagement, puisque ceux qui viennent s'y soumettre pendant une saison ne veulent pas entendre parler de prophylaxie?

« On raconte à Contrexéville, et l'on cite même des noms propres, qu'un groupe de viveurs parisiens goutteux arriva dans ce village pour faire une saison. Les personnes qui composaient cette petite société durent se soumettre à regret au régime de la table d'hôte... Elles partirent au bout de vingt et un jours, se promettant bien de se dédommager des rudes privations gastronomiques auxquelles elles avaient été soumises pendant cette période de temps. Elles commandèrent donc à Chaumont (Haute-Marne) un splendide et succulent dîner pour fêter le jour de leur départ de Contrexéville. Elles firent tant d'excès que l'une d'elles fut prise incontinent, en sortant de table, d'un si violent accès de goutte, qu'elle ne put rentrer à Paris avec ses compagnons de voyage, et qu'elle fut obligée d'attendre que sa crise fût passée.

« J'ai vu à Tours un assez grand nombre de goutteux qui avaient fréquenté assidûment Vichy depuis plusieurs années, et qui se plaignaient de n'avoir pas éprouvé le moindre soulagement de l'usage de ces eaux, quoiqu'ils fissent la plus grande attention à leur régime et qu'ils se montrassent excessivement sévères sur la prophylaxie.

« J'ai rencontré d'autres goutteux qui avaient été pendant trois ou quatre ans les hôtes assidus de Contrexéville, et qui n'avaient qu'à s'en louer; ils avaient évité tout excès, tout écart de régime... Ils se montraient satisfaits... N'y a-t-il pas là un certain enseignement, et, sans vouloir généraliser, ne peut-on pas entrevoir que, toutes choses égales d'ailleurs, Contrexéville pourrait bien l'emporter sur Vichy dans la prophylaxie de la goutte? Je ne résous pas la question, je raconte seulement ce que j'ai vu (1). »

Il nous est maintes fois arrivé, et principalement en 1861 et en 1864, de voir des malades en proie à une attaque subite de goutte. On ne manque pas alors de demander à son médecin des instructions spéciales, et si je n'entre pas ici dans tous les développements qu'exigerait cependant la question, c'est que je veux avant tout éviter les froissements et qu'il m'a semblé que les médecins exerçant à Contrexéville ne paraissaient pas comprendre de la même manière les soins à donner au goutteux *pendant l'accès*. Que chacun en réfère donc au praticien en qui il a placé sa confiance.

(1) *Une Saison à Contrexéville*, 2e édition, p. 55-58.

Les prétendus spécifiques de la goutte.

Le colchique est la base de tous ces arcanes, d'une efficacité prétendue merveilleuse, dont la plupart des malades font abus. Il est administré sous la forme de teintures ou de liqueurs, d'élixirs, de sirops, de pilules, portant invariablement le nom de l'industriel qui s'en attribue l'invention, et dont on voit chaque jour l'impudent étalage à la quatrième page des grands journaux. Le colchique soulage très-souvent, enraye même l'accès; mais un résultat aussi prompt ne s'obtient qu'aux dépens des voies digestives, violemment éprouvées par la médication. Que les attaques de goutte se répètent, que l'on donne chaque fois du colchique, et ce ne sera jamais sans un grand péril que l'on ira si souvent infliger à des organes qui constituent en somme la place d'armes de la santé générale une dérivation d'une aussi excessive brutalité. L'alanguissement causé par ces troubles fonctionnels *provoqués* sera remplacé au bout d'un certain temps par de l'inappétence et une grande maigreur, et une lésion des voies grastro-intestinales finira par amener la mort d'un malade qui eût pu continuer à vivre avec la goutte, s'il n'avait préféré se tuer en prenant un remède soi-disant appelé à le guérir !

De 1857 à 1863 inclusivement, j'ai donné des soins, à Contrexéville, à un riche industriel de Paris, M. Philippe L..., atteint de gravelle et de goutte, et qui, à la suite d'excès de table, était fréquemment en proie à des accès de goutte. Il enrayait ses souffrances à l'aide de la liqueur *** et il reprenait presque aussitôt ses occupations et ses plaisirs. Chaque année, il faisait de son remède favori un usage de plus en plus insensé, et chaque année je le suppliais en vain d'y renoncer. A la fin de l'hiver de 1864, M. L... commença à éprouver du côté des voies digestives de graves accidents; l'été arriva, et, sur les conseils de M. le docteur

Martin Saint-Ange, son médecin, M. L..., partit pour Vichy. M. L... était très-aimé à Contrexéville, tout le monde remarqua son absence et la regretta; le bureau de bienfaisance de la commune s'en ressentit principalement. Le 28 septembre, le hasard me fit rencontrer cet homme si excellent à l'hôtel de Paris, à Vichy; il était calme et souriant, ignorait les périls imminents de sa situation, et m'exprima le regret de n'être point venu à Contrexéville, au milieu de ses bons amis. Je donnai à sa famille le conseil de reconduire M. L... chez lui, à Paris, et c'est là qu'il s'éteignit le 8 octobre. M. L... avait 57 ans, il était d'une constitution herculéenne, n'avait plus la gravelle depuis sa saison de 1858, et il aurait infailliblement vécu très-longtemps encore s'il n'eût tant tracassé sa goutte avec la liqueur *** !

Que le public se mette en garde contre tous les spécifiques: ils renferment sans exception des préparations de colchique ou de la vétarine. Les inventeurs cachent soigneusement leur formule, et s'ils viennent à avoir des démêlés avec la justice, et qu'ils soient forcés de la publier, ils avouent tout, excepté le colchique. Un médecin peut-il se servir en conscience d'un médicament dont la composition lui est inconnue? Consentira-t-il enfin à se faire le complice de charlatans qui ont mystérieusement associé dans leurs liqueurs des substances dont l'énergie est capable de causer la mort?

Les accès de goutte sont sans doute supprimés par le colchique, mais ils reviennent plus douloureux que jamais, et se rapprochent de plus en plus, à moins que les malades ne prennent des précautions infinies; mais ce n'est pas ce qui arrive d'ordinaire. Les goutteux, leur attaque avortée, se rient de la goutte, et recommencent de plus belle leur vie de plaisirs et d'excès; mais, comme il y a un terme à tout, ils finissent par succomber, et cela d'autant plus rapidement qu'ils ont tourmenté avec plus de maladresse une affection qui ne demandait que des soins empruntés à l'hygiène.

A propos de l'application des eaux minérales au traitement de la goutte, un clinicien éminent de l'Hôtel-Dieu faisait tomber récemment ces paroles du haut de sa chaire professorale : « Vous savez jusqu'à quelle frénésie on a poussé dans ces derniers temps l'emploi des eaux de Vals, de Vichy et de Carlsbad, dans les cas de gravelle et de goutte. Mon opinion est que ces eaux, — si fortement alcalines, — sont très-dangereuses. Adressez-vous, au contraire, à des eaux faiblement minéralisées, comme celles de Pougues, de Contrexéville, de Plombières, Spa ou Wiesbaden, et non-seulement vous ne verrez jamais survenir d'accidents, mais vous constaterez dans la très-grande majorité des cas un sensible amendement. Lorsque la gravelle est liée à la goutte, Contrexéville vous donnera même des résultats thérapeutiques d'une grande valeur. » Cette manière de voir est en tous points conforme à la nôtre ; elle répond à tout ce que nous avons observé, et elle est également d'accord avec ce qu'a vu et écrit l'un des médecins qui a exercé à Contrexéville. En parlant de la goutte chronique, telle que nous la voyons dans les Vosges, cet auteur s'est exprimé ainsi :

« Lorsque la goutte est devenue podagre, les sécrétions du malade, suracidées à la première époque, passent à l'alcalinité. Parallèlement et solidairement, en quelque sorte, ses séreuses et ses muqueuses sont le siége passif d'une habituelle hypercrinie. Sous ce type, la diathèse phosphatique s'est nettement dessinée en opposition avec la diathèse urique.

« Tous les goutteux de ce degré que j'ai observés aux sources de Contrexéville présentaient dans leurs antécédents l'un des faits suivants : ils étaient arrivés, par l'irrésistible courant des années, aux phases décroissantes de leur âge et de leur maladie ; ils avaient usé d'une manière précoce leurs ressources dynamiques par d'habituels excès ou par un régime vicieux ; ils avaient été assaillis par de graves ébranlements moraux ; ils avaient fréquemment eu recours à l'un de ces traitements décevants, composés surtout d'évacuants qui n'affaiblissent la maladie que d'autant qu'ils débilitent le malade ; il avaient cédé à l'entraînement général pour la médication alcaline, poussée jusqu'à l'abus, qui lui est spéciale, qui, pour les goutteux surtout, est plus près qu'on ne le pense de l'opportunité d'indication, et en face de laquelle la médication contrexévillaine peut nettement poser son appel de vicieuse, logique et dangereuse pratique, elle qui, alcaline aussi, guérit surtout ou améliore les goutteux, et leurs consorts les graveleux, d'autant qu'elle les *désalcalinise*.

« La goutte, ainsi dégénérée, fournit les exemples les plus remarquables de l'efficacité de l'eau de Contrexéville, et les heureux effets qu'elle en éprouve peuvent se résumer en une réhabilitation organique et fonctionnelle générale. »

Hygiène des goutteux.

Les goutteux ont la mauvaise habitude, afin de se préserver des changements de température et de l'humidité, de se couvrir outre mesure et de se charger de laine. Ils feraient bien mieux d'accoutumer peu à peu leur corps à réagir facilement contre le froid, et de s'habituer, au commencement de l'été, aux lotions tièdes, puis fraîches et enfin froides. L'hydrothérapie *mitigée* fournit réellement quelques résultats favorables, surtout chez les sujets encore jeunes et valides.

L'hygiène préventive de la goutte consiste en grande partie à proportionner la quantité et la qualité des aliments et de la boisson à la dépense usuelle de l'organisme. Il ne faut pas, en un mot, qu'il y ait *excès de recettes sur les dépenses*.

Que le goutteux se rende donc à lui-même le service, l'immense service, de dépenser physiquement : qu'il se promène, qu'il bêche son jardin, qu'il scie du bois, qu'il frotte le parquet de son appartement ; qu'il adopte un genre de vie convenable et des habitudes réglées ; qu'il évite une alimentation principalement composée de viandes et dédaigne moins les végétaux frais, les herbes, les légumes verts, les fruits rouges et aqueux, etc., etc.

Les circonstances m'ont permis d'observer un très-grand nombre de goutteux; eh bien, je déclare que le médecin, avec de la probité et du bon sens, arrive à des résultats relativement très-sérieux. Pour cela, il faut, en dehors des attaques, intervenir avec une hygiène d'une logique inflexible; puis, en face d'accidents aigus ou chroniques, et quand des raisons impérieuses obligent à agir, il faut descendre dans l'intimité de la constitution du malade, apprécier le caractère des aptitudes qui lui sont propres, combattre le symptôme au fur et à mesure qu'il se présente, savoir donner à l'un du quinquina, à l'autre des alcalins; à celui-ci des sels de lithine, à celui-là du valérianate d'atropine ou de la narcéine. L'homme de l'art doit spécialiser et faire jeter devant lui les spécifiques par la fenêtre. Il n'existe pas un remède unique et identique contre une maladie qui frappe tant d'individus différents et dans des conditions si opposées. A chacun sa nuance morbide, à chacun sa prescription personnelle.

C'est à cette règle de conduite que je dois les succès sérieux que j'ai obtenus, en dehors de la saison des eaux, dans le traitement de la goutte.

CHAPITRE IV.

LA GRAVELLE ÉTUDIÉE A CONTREXÉVILLE.

Action spéciale de l'eau de la source du Pavillon. — Opinions des auteurs. — Définitions et classification. — Nombre et dimension des graviers. — Particularités morbides qui peuvent entraver le traitement. — Faits cliniques. — Hérédité; sexe; âge. — Coliques néphrétiques. — Inflammation chronique du rein; néphrite calculeuse; pyélo-néphrite. — Dans quelle proportion la pierre succède-t-elle à la gravelle? — Régime spécial.

Action spéciale de l'eau de la source du Pavillon.

La statistique a montré combien la gravelle rouge s'est fréquemment présentée à mon observation. Les auteurs, du reste, ont pris soin de noter cette différence essentielle qui existe entre le degré de fréquence de la gravelle urique et des autres variétés de la maladie. Je m'en tiens aux divisions classiques de la gravelle, et je crois que l'affection calculeuse des reins présente de notables dissemblances, selon la composition chimique des concrétions, et il me répugne beaucoup d'admettre, ainsi qu'on l'a prétendu, que des graviers d'acide urique, de phosphate ammoniaco-magnésien, de phosphate de chaux, d'oxalate de chaux, ne soient qu'une seule et même manifestation d'une seule et même maladie, la diathèse urique.

Un grand nombre de ces malades avaient éprouvé de ces redoutables crises néphrétiques dont le souvenir seul leur causait un juste effroi. La saison qu'ils ont faite à Contrexéville les a la plupart singulièrement améliorés, et j'ai recueilli ce témoignage de la bouche de quelques-uns déjà venus, que, s'ils avaient parfois continué à observer pendant l'hiver un peu de sable fin dans leurs urines, du moins toute espèce de souffrance n'avait pas reparu. Beaucoup d'autres n'ont été pris d'accidents d'aucun genre.

J'ai eu l'occasion de vérifier toute l'exactitude de cette assertion émise par quelques auteurs recommandables, à savoir que l'eau de Contrexéville convenait à toutes les gravelles *indistinctement*. En effet, j'ai vu guérir ou considérablement s'amender des cas de gravelle phosphatique ou oxalique qui, dans les années précédentes, avaient été aggravés par une saison faite à Vichy, dont les eaux, d'ailleurs si précieuses lorsqu'elles sont administrées à propos, sont si nuisibles aux gravelles grise, blanche et jaune. Les médecins de Vichy, avec une bonne foi qui les honore, ont été les premiers à propager cette assertion, qui demeure un fait acquis à la science.

Afin de ne laisser d'équivoque dans l'esprit de personne, citons les faits à l'appui :

« Les eaux minérales de Contrexéville, dit M. le docteur C. James, diffèrent de celles de Vichy par deux points essentiels : d'abord, elles conviennent à toute espèce de gravelle, quelle qu'en soit la nature, attendu que ces eaux agissent plutôt par une sorte d'irrigation répétée que par des combinaisons chimiques ; ensuite, bien loin de faire disparaître la pierre ou d'en masquer la présence, en revêtant la surface d'un enduit soyeux, ainsi qu'on l'observe à Vichy, elle exaspèrent ces symptômes et souvent donnent le premier éveil (1). »

Nous pouvons citer un exemple bien remarquable de la réalité de ce fait. M. l'abbé P. du L..., chanoine et vicaire général d'un diocèse important, est venu en 1857, en 1858 et en 1859 à Contrexéville. Il n'avait alors qu'un peu de gravelle urique, et la saison qu'il fit au milieu de nous lui procura chaque fois une amélioration des plus sensibles. Nous ne le vîmes pas en 1860, mais à son retour, au mois de juin 1861, il me parla d'accidents spéciaux qui éveillèrent mon attention et me mirent en garde. Malgré la grande modération que j'avais conseillée dans l'usage de l'eau minérale, les symptômes primitivement accusés allèrent en s'exaspérant. Je pris un jour à part M. P. du L... et je l'avertis qu'il présentait les signes rationnels de la pierre. Il se refusa à tout examen, parut très-affecté du jugement que je venais de porter sur lui, repoussa énergiquement l'idée d'une opération à Paris, et rentra directement chez lui au bout de quelques jours. Il raconta à ses amis le triste voyage qu'il avait fait à Contrexéville et leur déclara que son intention bien formelle était d'attendre dans le calme et le repos que Dieu le rappelât à lui. Mais d'influents conseils le déterminèrent à venir un peu plus tard à Paris. Sans raconter tout d'abord au baron Heurteloup, chirurgien qu'il consulta, les circonstances qui précèdent, il se fit explorer la vessie. La présence d'une pierre fut constatée. Le lendemain, le même praticien confirma son diagnostic : le doute n'était plus permis.

(1) *Guide pratique des médecins et des malades aux eaux minérales*, p. 205.

M. P. du L. fut lithotritié. Seulement, après la seconde séance, un accès de fièvre survint. Ce ne fut que trente-huit jours après que l'on put reprendre l'opération et la terminer complétement.

Dans les premiers jours d'avril 1863, à sa première sortie, cet ecclésiastique distingué vint me voir à Paris et me remercier de lui avoir si franchement ouvert les yeux sur son état.

Je citerai bientôt plusieurs autres faits du même genre.

Voici maintenant ce que l'observation et l'expérience ont appris à M. le docteur Leroy d'Étiolles fils, médecin à Vichy.

« Les eaux carbonatées calcaires, telles que celles de Contrexéville, conviennent mieux à la gravelle phosphatique. En effet, dans cette affection, l'urine est ammoniacale, irritante et caustique pour la muqueuse de la vessie, dont l'inflammation, fournissant du muco-pus, devient à son tour une cause d'alcalinité et de catarrhe, véritable cercle vicieux pathologique duquel on ne peut sortir sans changer d'abord la nature de l'urine. Eh bien! chose remarquable et avérée, mais inexpliquée jusqu'a ce jour, les eaux de Contrexéville, qui contiennent des carbonnates de chaux et de magnésie, joints à de la silice soluble et à de l'oxygène libre, rendent à l'urine son acidité normale mieux que ne le font toutes les limonades minérales, que l'on prend en grande quantité sans effet : elles lui donnent aussi une limpidité incolore presque aqueuse, parce qu'elles sont peut minéralisées (1). »

Opinions des auteurs.

Les auteurs sont unanimes pour assigner le premier rang à Contrexéville, dès qu'il s'agit de gravelle. Plusieurs exemples l'auront bientôt démontré de la façon la plus péremptoire.

(1) *Etudes sur la gravelle.* Brochure in-8. Paris, 1857, p. 73.

« Pure de toute surprise, dit M. le docteur Peschier, médecin du Corps législatif, de toute excitation de l'opinion, dédaigneuse d'une éclosion précoce et partant éphémère, la bienfaisante source de Contrexéville, par le seul fait de la multiplicité et de la constance des guérisons qu'elle a disséminées de par le monde, est parvenue à ce point de notoriété publique que son nom n'est pas moins identifié avec l'idée de gravelle et de goutte que celui de sulfate de quinine avec l'idée de fièvre intermittente. Cette justice lui est rendue par tous et sans conteste (1). »

M. Ségalas a une grande confiance dans les eaux de Contrexéville. Il en parle avec éloges dans diverses publications relatives aux maladies des voies urinaires, notamment dans son *Traité de la gravelle et de la pierre*, et dans son travail sur *la lithotritie considérée au point de vue de son application.*

De toutes les eaux minérales réputées contre les maladies des voies urinaires, les eaux de Contrexéville sont celles que M. Ségalas conseille le plus souvent. Il les préfère de beaucoup à celles de Vichy et de Pougues, et aux autres eaux fortement alcalines, quand il s'agit de combattre la gravelle phospathique et le catarrhe de vessie. Il les recommande surtout aux malades opérés de la pierre par la lithotritie, pour assurer la guérison et prévenir la récidive. C'est ainsi que par son ordre les eaux de Contrexéville ont été fréquentées pendant longues années par des vieillards guéris et bien portants, entre autres par M. le comte de P..., M. T..., ancien agent de change de Lyon, M. V..., et que nous avons le plaisir d'y recevoir chaque année un certain nombre de malades qu'il a opérés. M. le docteur Ségalas fils est absolument dans les mêmes idées que son père.

MM. Ségalas avouent qu'ils ignorent quel est le principe qui agit particulièrement dans les eaux de Contrexéville. Ils se demandent si l'arsenic ne serait pas un des éléments de leur puissance.

(1) *Gazette des Hôpitaux*, numéro du 24 février 1857.

En continuant cette véritable enquête sur l'action des eaux de Contrexéville dans les cas de gravelle, nous arrivons au témoignage de M. le docteur Caudmont, et nous ne résistons pas au plaisir de reproduire les appréciations de ce chirurgien spécialiste.

« Les eaux de Contrexéville méritent, dit-il, la haute réputation dont elles jouissent en ce qui concerne le traitement des maladies des voies urinaires. Il est incontestable que, dans un certain nombre de ces affections, elles donnent des résultats que certains malades et même quelques médecins qualifient de merveilleux, mais que je me contenterai d'appeler remarquables, pour ne pas faire peser sur elles une exagération qui serait certainement nuisible à leur renommée au milieu du corps médical. Dans le cas de gravelle, elles ont une spécialité d'action qui est bien démontrée et qui reste la même dans toutes les espèces, que ce soit de l'acide urique, de l'oxalate de chaux ou des phosphates. Eu égard à la gravelle urique, elles modifient soit l'état général de l'individu, soit la vitalité des reins, de telle sorte que la diathèse urique cesse d'exercer son influence sur la composition de l'urine ou du moins qu'elle ne l'exerce plus avec la même énergie. Les graveleux qui ont été à Contrexéville éprouvent toujours à la suite de leur voyage une grande amélioration dans la fréquence des crises de coliques néphrétiques, quelquefois même ils reviennent débarrassés à tout jamais. Ce n'est pas à dire que ces eaux aient le pouvoir de dissoudre la pierre et les graviers : jamais, malgré les assertions contraires, elles n'ont joui, à mes yeux, de cette propriété qui serait tant à désirer ; mais enfin, elles rendent déjà des services signalés, puisqu'elles font expulser les graviers qui séjournaient soit dans les cavités des reins, soit dans celles de la vessie, et qu'elles contribuent de cette manière à faire éviter la formation de calculs rénaux ou vésicaux.

« Ce n'est point en rendant la surface des graviers moins rugueuse que les eaux de Contrexéville provoquent leur sortie : l'explication est toute différente. D'abord, elles agissent d'une manière très-favorable sur l'état inflammatoire des membranes muqueuses de l'appareil urinaire, qui complique si fréquemment la présence de la gravelle ; elles débarrassent les urines des dépôts purulents et muqueux qui sont la conséquence de cette inflammation, et dissolvent ou entraînent les paquets glaireux qui, enveloppant les graviers, les rendaient immobiles et les empêchaient d'être chassés au dehors. En second lieu, sans parler de la masse d'eau ingérée, dont l'élimination par les organes urinaires doit établir un courant dont l'effet utile ne peut être contesté, j'admets, d'après les faits soumis à mon observation, que les eaux de Contrexéville réveillent et stimulent la contractilité des conduits et réservoirs urinaires : cette action, jointe aux conditions favorables dans lesquelles se trouvent placés les graviers, fait comprendre toute l'efficacité de ces eaux pour débarrasser les malades atteints d'une espèce quelconque de gravelle. Aussi la plupart de ceux qui vont à Contrexéville ne tardent pas à rendre des graviers pendant la durée de la cure, et ceux qui font exception les expulsent quelquefois après leur retour dans leurs foyers. Le fait s'est produit de cette dernière manière chez un ancien officier, âgé d'environ cinquante-cinq ans, sujet depuis plusieurs années à des accès de goutte, et qui ressentait une douleur opiniâtre le long du trajet d'un des uretères ; deux ans auparavant, il avait rejeté avec les urines un gros gravier ; et comme sa douleur présentait de l'analogie avec celle qu'il avait éprouvée à cette époque-là, il était persuadé qu'un nouveau gravier était arrêté entre le rein et la vessie. Il alla passer deux mois à Contrexéville sans résultat ; mais, peu de temps après son retour chez lui, il rendit un petit calcul ayant le volume et la forme d'un gros noyau de datte. J'ai suivi le malade pendant trois années, et pendant tout ce temps il ne lui est plus revenu ni coliques néphrétiques, ni douleur le long du trajet de l'uretère, et il n'a plus expulsé aucun gravier.

« Les propriétés que possèdent les eaux de Contrexéville en ce qui concerne leur action sur les membranes muqueuses urinaires, sur la vitalité des reins et sur la contractilité des tuniques musculeuses de l'appareil urinaire, expliquent leur heureuse influence sur plusieurs autres affections des mêmes organes, telles que la néphrite chronique, le catarrhe et l'atonie de la vessie, l'inflammation chronique du col vésical et de la prostate, le prostatorrhée, l'urétrite chronique, états morbides à propos desquels j'ai été à même d'observer un grand nombre de fois les résultats favorables obtenus par les malades qui avaient été à Contrexéville (1). »

Définitions et classification.

A Contrexéville, les buveurs établissent généralement une confusion étrange entre les mots *sédiments*, *sables*, *gravelle*, *graviers*, *calculs* et *pierres*, et ils les emploient trop souvent les uns pour les autres, ce qui ne laisse pas que d'avoir des inconvénients. Il me paraît donc important de donner ici quelques définitions et d'esquisser les principaux caractères qui distinguent ces diverses expressions.

1° Les *sédiments* adhèrent aux parois du vase, par suite du refroidissement de l'urine. Est-ce de la gravelle, m'a-t-on souvent demandé ? Non, toutes les fois que l'on s'est exposé à une grande fatigue, que l'on a voyagé, que l'on a fait un excès de table. que l'on a eu un accès de fièvre ou une indigestion, les urines sont troubles, très-chargées, et laissent un cercle d'un rouge vif sur les parois et au fond du vase ; mais quand cela ne se présente qu'accidentellement, cela n'indique pas le moins du monde une disposition à la gravelle. Si cependant l'urine reste *sédimenteuse* en temps ordinaire, c'est qu'elle renferme une proportion trop grande de sels et habituellement d'urates. Or, il pourra fort bien arriver qu'un jour ces sels soient *oubliés* dans le rein, qu'ils

(1) Cours de M. le docteur Caudmont sur les maladies des voies urinaires. (*Extrait d'une leçon.*)

y séjournent et n'en sortent que plus tard à l'état de sable, de gravelle, de graviers ou de calculs, et au prix de souffrances inouïes.

2° Les *sables* sont des concrétions pulvérulentes excessivement fines qui se déposent.

3° La *gravelle* consiste dans l'agrégation des sables. Les malades rendent une proportion variable de petits corps, d'inégale grosseur, plus ou moins arrondis, dont le volume varie entre celui d'une tête d'épingle et celui d'un pois.

4° Les *graviers* ont une dimension plus considérable, mais compatible cependant avec le diamètre et le degré de dilatabilité possible des voies naturelles. Les graviers sont le plus souvent sphériques ou ovalaires et sont comparables soit à des pois, soit à des noyaux de cerise, soit à de petites fèves.

5° Les *calculs* sont des concrétions qui ne sont plus en rapport avec l'étroitesse du canal de l'urètre et qui ne peuvent sortir de la vessie que par le fait de l'intervention chirurgicale.

6° La dénomination de *pierre* est appliquée seulement aux calculs très-volumineux.

Maintenant, chaque espèce de gravelle a des caractères différentiels assez bien tranchés :

1° Gravelle urique. — Les graviers d'acide urique sont extrêmement communs ; leur couleur est d'un rouge jaunâtre; lorsqu'on les met en contact avec des alcalis ou de la potasse, ils se décomposent très-rapidement. L'acide azotique les dissout avec effervescence. Mis en présence du feu, ils se conservent entièrement.

2° Gravelle phosphatique. — A. Les graviers de phosphate ammoniaco-magnésien sont grisâtres, ont une saveur salée et verdissent le sirop de violette. Ils noircissent sur des charbons ardents et répandent une odeur ammoniacale.

B. Les graviers de phosphate de chaux se rencontrent plus rarement; ils sont blancs.

3° Gravelle oxalique. — Les graviers formés d'oxalate

de chaux sont jaunes et quelquefois bruns ou presque noirs. Au moyen du chalumeau on enlève l'acide oxalique, et il ne reste plus que de la chaux pure en poudre.

4° Gravelle pileuse. — Lorsqu'on trouve des poils ou des fragments de poils au milieu des concrétions, la gravelle est dite pileuse. Cette variété, d'ailleurs excessivement rare, rentre dans les trois précédentes.

Nombre et dimension des graviers.

Parmi les malades soumis à la cure de Contrexéville, il en est parfois qui rendent séance tenante une quantité innombrable de graviers. En 1858, M. S... (de Lyon), que M. Devay avait pris la peine de me recommander d'une manière toute spéciale, m'a présenté chaque matin quatre, cinq ou six graviers, et cela pendant vingt et un jours. Je pourrais encore citer MM. P.., C..., M... et V..., auxquels la même chose est arrivée.

« ... A Contrexéville, dit M. Leroy d'Étiolles fils, dont les eaux sont loin d'être aussi minéralisées que celles de Vichy, et dans lesquelles la chaux remplace la soude, M. le docteur Boucheron a observé l'an dernier (en 1856) un malade confié aux soins du médecin de la localité, qui, dans la troisième semaine de sa cure, remplit plusieurs boîtes avec des graviers d'acide urique gros comme de petits pois, et dont le nombre dépassait 150. »

Enfin M. Baud rapporte l'observation suivante :

« M. M... (de Chartres), âgé de soixante ans, de taille moyenne, sanguin, très-valide et d'humeur joyeuse, avait de loin en loin, et depuis des années, des crises néphrétiques fort douloureuses, suivies de l'expulsion d'un ou de deux calculs uriques peu volumineux. Quelques bouteilles d'eau de Contrexéville, bues à son domicile, ayant, selon son expression, rafraîchi beaucoup ses reins, il vint, en 1856, boire cette eau à sa source. Pendant les vingt et un jours de son traitement, il rendit sans la moindre douleur, sans la moindre gêne, 700 calculs uriques, d'un volume variable entre une tête d'épingle et un grain de chènevis. »

Dans l'hiver de 1861 à 1862, MM. les docteurs Saulpic et Poinsot ont donné des soins à une femme de Vincennes, qui, sous l'influence de quelques bouteilles d'eau de Contrexéville, se mit à rendre une quantité prodigieuse de graviers de phosphate ammoniaco-magnésien. Nous possédons une petite boîte que cette malade a remplie dans l'espace de trois jours! Il existait, d'ailleurs, chez elle une très-grave affection catarrhale de la vessie, et la malade a succombé.

Cet exemple démontre que l'eau transportée conserve une grande partie de ses propriétés actives et elle me remet en mémoire un souvenir de voyage. En février 1859, me trouvant à Nice, à l'hôtel des Étrangers, je fus réveillé une nuit par des cris plaintifs qui paraissaient partir d'un appartement très-voisin de celui que j'occupais. Je sonnai aussitôt et je m'informai auprès du garçon de l'hôtel de la cause du bruit inquiétant que j'avais entendu. Il me répondit qu'un officier supérieur de l'armée wurtembergeoise était arrivé dans la journée un peu souffrant, qu'il avait pris un bain, qu'il s'était couché et qu'on le croyait empoisonné. On était allé chercher un médecin. En attendant que des secours fussent arrivés, je me levai et me rendis auprès du malade, qui vomissait et paraissait souffrir cruellement. Tous les symptômes déposant en faveur d'une colique néphrétique, je prescrivis le traitement qui me réussit le mieux en pareille occurence, et j'imposai ma manière de voir au médecin piémontais, qui ne tarda pas à arriver. Le lendemain matin, le malade allait mieux et urinait facilement. Je fis alors demander de l'eau de Contrexéville, et un pharmacien de Nice déclara qu'il en possédait six bouteilles provenant d'un Anglais, qui en avait fait venir plusieurs caisses six ou sept ans auparavant, mais que, dans ces conditions-là, il ne pouvait pas les vendre, dans la crainte que l'eau ne fût altérée. J'insistai, et le pharmacien les fit porter à l'hôtel. Là, je reconnus effectivement le cachet et la marque de M. Paul Lormont : l'eau minérale n'étant aucunement gâtée, je la fis boire au malade. Cet officier n'expulsa que du sable dans les trois jours qui suivirent sa colique néphrétique.

Mais revenons au nombre des graviers qui sont quelquefois chassés de reins.

Mamelet a cité l'observation de M. Morin, ancien entreposeurs de tabacs, âgé de soixante-neuf ans, qui, après onze jours de traitement à Contrexéville, s'éveilla une nuit avec un très-vif besoin d'uriner, qu'il ne put satisfaire.

« Il fit un effort pour vaincre le besoin, et rendit en une seule fois quatorze graviers plus ou moins gros, dont cinq comme des grains de café moka. Tous avaient des facettes lisses, légèrement enduites de mucus, ce qui indiquait qu'ils formaient un tout par juxtaposition. »

Le volume des concrétions excite parfois l'étonnement. Tous les ans, M. P..., chef de bureau à l'administration des chemins de fer de l'Est, fait voir aux buveurs un corps étranger qui l'a fait souffrir pendant environ dix ans et qu'il a spontanément rendu après deux saisons passées à Contrexéville. Ce gravier, dont les proportions sont tout à fait exceptionnelles, a, du reste, été présenté par M. le docteur Boinet à la Société de chirurgie.

M. le général X..., auquel nous avons donné des conseils en 1860, a rendu, dans l'hiver de 1860 à 1861, un très-gros gravier d'acide urique sans avoir été averti auparavant par le moindre malaise. Cette circonstance l'a d'autant plus frappé qu'il avait anciennement éprouvé de violentes coliques néphrétiques.

En 1859, M. M..., attaché à la légation de la Nouvelle-Grenade, âgé de trente-deux ans, envoyé à Contrexéville par M. le professeur Trousseau, m'a également montré un corps étranger excessivement volumineux et hérissé d'aspérités, expulsé sans crises néphrétique préalables !

On retrouve dans les auteurs quelques faits analogues à tous ceux qui précèdent. Ainsi, Christini a vu un malade rendre en vingt-quatre heures dix-huit graviers gros comme des noisettes. Fabrice de Hilden cite un enfant qui a pu rejeter des calculs gros comme une châtaigne. M. Leroy d'Étiolles père a vu un certain M. X..., négociant, qui, après deux mois de traitement par de l'eau minérale à haute dose, rendit un calcul d'oxalate de chaux du volume et de la forme d'une amande, dont la longueur était de neuf lignes. M. Leroy d'Étiolles fils a observé un gravier presque gros comme une cerise qui avait parcouru tout l'urètre et s'était arrêté derrière le canal urinaire.

Ces exemples sont infiniment moins surprenants lorsqu'ils se présentent chez la femme, dont l'urètre est large, court et élastique. C'est ainsi que M. le docteur Cambournac (de Bourges) a pu dégager avec ses doigts de l'urètre d'une femme un calcul d'acide urique de la grosseur d'un petit œuf de poule !

Particularités morbides qui peuvent entraver le traitement.

Le graveleux, dont la vessie est facilement susceptible, et qui commence une cure à Contrexéville, est tenu d'observer une certaine modération dans l'usage interne de l'eau du *Pavillon*, surtout dans les deux ou trois premiers jours. Écoutons plutôt ce que disait naguère M. le docteur Phillips dans son cours à l'École pratique, en parlant de nos eaux : « Après la fatigue du voyage, je voudrais que les malades prissent un repos de vingt-quatre heures, car quelques-uns, ayant trop bu tout-à-coup, ont été pris de rétention d'urine (1). D'au-

(1) Pendant mes huit années d'exercice, j'ai observé trois fois la rétention d'urine survenant dans les conditions spéciales que précise M. Phillips. En 1861, par exemple, le vénérable docteur R., âgé de quatre-vingt-un ans, quitta le département de la Côte-d'Or pour venir consulter à Paris ; il s'y fatigua beaucoup pendant quatre jours et rentra chez lui. Le lendemain, quoique déjà bien souffrant, il se mit en route pour Contrexéville, où il arriva très-malade. Après une nuit

tres, sous l'influence de la même cause, et par suite de la surdistension de la vessie dans un temps trop court, ont été pris d'hématurie. Il en est enfin quelques-uns dont la vessie se contracte habituellement avec une grande énergie et sur lesquels l'eau de Contrexéville opère d'une façon toute particulière : il apparaît chez eux du ténesme vésical, des besoins très- fréquents d'uriner, et si le médecin s'en laissait imposer seulement par ces signes, il pourrait à tort croire à la présence d'un corps étranger dans la vessie ; non, il faut qu'il attende, qu'il observe, qu'il tâte la susceptibilité de chacun, et alors il aide beaucoup à l'action de ces eaux, qui sont réellement si efficaces lorsqu'elles sont prises sous la direction d'un médecin intelligent » (1).

Faits cliniques.

J'arrive à l'exposé de deux faits cliniques très-concluants qui se sont passés sous mes yeux. C'est bien le cas de répéter ici ce qu'a dit Morgagni : *Non numerandæ sunt observationes, sed perpendendæ.*

d'insomnie et de fièvre, il vint à la source à cinq heures du matin, questionna quelques personnes et but six grands verres d'eau minérale, après avoir mis un intervalle de quinze à vingt minutes entre chaque verre. A neuf heures et demie du matin, n'ayant point encore uriné depuis son lever, M. R. vint me voir pour la première fois. Son pouls accusait alors cent quatre pulsations. Malgré les soins les plus appropriés, le traitement le plus rationnel et le dévouement le plus confraternel de ma part, le vénérable docteur R. succomba dix jours après.

Une autre fois, la rétention d'urine fut tout à fait passagère et n'eut aucune suite.

Dans le dernier cas enfin, je sondai immédiatement le malade, et comme je trouvai une pierre dans sa vessie, je le renvoyai dans ses foyers dès que le cours naturel de l'urine fut rétabli. Ce malade a été lithotritié à Lyon et a guéri.

(1) Extrait d'une leçon sur le *traitement consécutif à l'opération de la lithotritie.*

M. Albert M..., avocat, originaire de l'île Maurice, âgé de trente et un ans, d'une constitution moyenne, fut envoyé aux eaux de Contrexéville en juin 1857, sur les conseils de MM. Rayer et Béhier.

Depuis cinq ou six ans, M. M... éprouve une douleur gravative et quelquefois lancinante dans la région occupée par le rein gauche. Ses urines charrient, depuis cette époque, une proportion notable de phosphate de chaux et une quantité considérable de matières glaireuses, muqueuses et d'apparence puriforme. Il a successivement renoncé à la gymnastique, à l'équitation, à l'exercice des armes, à la natation et à la chasse; à peine peut-il faire une promenade prolongée au delà de vingt à trente minutes.

Le malade porte un exutoire sur le rein gauche, et il a déjà suivi, mais infructueusement, une foule de médications d'ailleurs très-rationnelles.

Animé d'un désir excessif de se guérir, M. M... arrivait à Contrexéville l'espoir dans le cœur. Appelé auprès de lui, nous fûmes frappé tout d'abord de l'aspect très-défavorable que présentait l'urine et la nature du dépôt; une première analyse chimique nous décela la présence d'un sable phosphatique très-abondant, mêlé à du mucus et à du pus.

La percussion, appliquée avec de grands ménagements sur le rein gauche, me fit reconnaître une hypertrophie très-manifeste de cet organe. En considération d'une foule de circonstances propres au malade, je ne crus pas devoir lui permettre de faire un usage trop copieux de l'eau minérale, et bien m'en prit alors, car à peine était-il arrivé à la dose de six ou sept verres prescrits par moi comme chiffre maximum, que des douleurs beaucoup plus vives du rein avec inappétence, abattement, altération légère des traits de la face, activité circulatoire et dérangement intestinal, m'obligèrent à suspendre tout traitement pendant trente-six heures. Au bout de ce temps, M. M... recommença par trois verres et arriva sans malaise nouveau à sept et même à huit verres; mais je l'arrêtai là.

J'ai eu beaucoup à me louer dans ce cas d'avoir insisté sur les bains. Ils procuraient au malade un soulagement des plus marqués. J'en ai prescrit jusqu'à cinq ou six par semaine et j'en laissais prolonger la durée pendant une heure ou une heure et demie.

Quinze jours après l'arrivée de M. M... à Contrexéville, je percutai de nouveau le rein gauche et j'annonçai qu'il avait un peu diminué. Une seconde analyse de l'urine, sans me donner des résultats bien satisfaisants, m'indiqua cependant que le malade entrait dans une voie meilleure.

Le vingt-et-unième jour, M. M... se décida, sur mes instances réitérées, à se reposer pendant trois ou quatre jours, et à recommencer ensuite une demi-saison. Le volume du rein continua à diminuer, les urines se dépouillèrent lentement de leurs éléments pathologiques, l'état général s'améliora, les forces et l'appétit laissèrent peu à désirer, et le trente-cinquième jour, désireux de poursuivre encore cette cure commençante, je demandai une nouvelle prolongation de huit jours, dont trois de repos absolu et cinq de traitement final.

La veille de son départ, après une investigation clinique et une analyse chimique dernières, je constatai un retour sensible du rein gauche vers l'état normal et une amélioration marquée de l'urine. Je remis à M. M... une note très-détaillée pour ses médecins, et je déclarai qu'une saison à Contrexéville pour l'année suivante me paraissait tout à fait indispensable.

Six semaines après son retour des eaux, M. M... montait à cheval et chassait pendant de longues heures. De temps à autre, pendant tout le cours de l'hiver de 1857 à 1858, il était averti qu'il ne saurait sans danger reprendre des habitudes très-actives, mais, avec quelques soins appropriés et des ménagements, tout se passa bien.

Dans les premiers jours d'août 1858, il quitta les Pyrénées, où l'avait appelé la santé de sa femme, et arriva à Contrexéville. Mais je m'aperçus aussitôt qu'il avait perdu du terrain : le rein, sans avoir cependant repris les dimensions qu'il avait en juin 1857, était gros, dur, tendu, et l'urine était redevenue très-laide. La santé générale paraissait irréprochable,

M. M..., après une saison de vingt et un jours, quitta Contrexéville très-manifestement amélioré, mais non guéri tout à fait. Il reprit sa vie de villégiature et de chasse pendant les mois de septembre, d'octobre et de novembre, et, dans les premiers jours de décembre, le hasard me fit trouver en consultation avec M. le docteur Charruau, qui, à ma grande stupéfaction, me parla de M. M..., qu'il avait connu dans le monde et auquel il avait en ce moment l'honneur de donner ses soins. Cet honorable et savant confrère m'apprit que, depuis son dernier voyage à Contrexéville, M. M.... avait, de temps à autre, éprouvé de vifs élancements dans le rein, et qu'il se plaignait d'avoir été bien plus *travaillé par les eaux* que l'année précédente. A très-peu de temps de là, M. M... m'écrivit une lettre qui ne me parvint qu'en Italie, où je me trouvais alors, dans laquelle il m'annonçait qu'après quelques jours de souffrances gravatives du rein, de courbature et de prostration des forces, il venait de rendre un calcul très-volumineux et d'une longueur insolite. Arrêté dans le canal de l'urètre, près du méat urinaire, ce corps étranger avait donné lieu à une hémorrhagie ; un médecin mandé en hâte à quatre heures du matin avait essayé de saisir le calcul et de l'amener doucement au dehors, mais, au moment d'être extrait, il se rompit en deux entre les mors de l'instrument, et la seconde moitié resta dans le canal : heureusement elle put en sortir presque aussitôt après.

Le repos, l'horizontalité et quelques boissons délayantes furent mis en œuvre ; les urines restèrent un peu sanglantes pendant vingt-quatre ou trente-six heures, et tout rentra dans l'ordre.

A partir de ce jour, M. M... fut complétement guéri. Il n'est point revenu à Contrexéville, mais j'ai appris par un de ses compatriotes que sa santé était devenue excellente. J'ai eu le plaisir de le voir dans l'hiver de 1862 : il prenait un embonpoint très-marqué et paraissait très-heureux.

Une semblable observation n'a en vérité pas besoin de commentaires. Tout le monde comprend le rôle puissant qu'à joué l'eau de Contrexéville dans ce cas. Un corps étranger énorme se trouvait logé dans les reins, il a été peu à peu détaché, puis chassé au dehors, et, en vertu de ce vieil axiome : *sublata causa, tollitur effectus*, le malade est rentré dans des conditions physiologiques.

M. Humblot, cultivateur de la Lorraine, âgé de cinquante ans, me fut amené, au mois de juillet 1857, par un jeune confrère des Vosges, M. Messager, qui désirait avoir mon avis sur le cas pathologique soumis à son examen. Je reconnus chez le malade l'existence d'une cystite chronique (catarrhe de vessie) intense, de deux ou trois obstacles dans le trajet du canal de l'urètre et d'une tuméfaction légère de la prostate. Ma prescription dut provisoirement se borner à quelques conseils appropriés, et je déclarai à mon confrère que les eaux de Contrexéville étaient nettement indiquées en pareille occurrence.

Trois semaines après, au mois d'août, le malade revint, avec l'intention bien ferme de rester entre mes mains tout le temps nécessaire. Je le soumis à une médication énergique : de huit à douze verres d'eau minérale en boisson, des bains à 32 degrés centigrades d'une heure et demie, et des douches périnéales froides. Le neuvième jour je fus mandé en toute hâte à l'hôtel pour voir M. H..., qui, je dois le dire, m'avait accusé la veille une douleur gravative intense dans la région lombaire du côté gauche.

A mon arrivée, je trouvai le malade en proie à une anxiété très-vive, la face sensiblement pâle et inondée d'une sueur froide et visqueuse, les traits altérés, le pouls petit et précipité. La souffrance rénale avait cessé depuis le matin ; mais des difficultés dans l'acte de la miction avaient apparu, et un état de malaise général presque alarmant, accompagné de plusieurs vomissements, s'était progressivement développé. Je fis appel aussitôt à tous les éléments de diagnostic dont notre art dispose, et j'allais presque croire à des symptômes d'étranglement interne, lorsque, grâce à l'extrême maigreur du sujet, je sentis un petit corps ovale, très-dur, mobile, dans la région qui me parut être anatomiquement occupée par l'uretère gauche. En appuyant fortement les doigts, j'arrachais des plaintes et des cris au malade. Je pensai alors qu'un calcul trop volumineux pour le calibre de l'uretère était arrêté dans ce conduit, et je fis part de mon opinion à M. H..., qui m'affirma n'avoir jamais souffert des reins que la veille, et n'avoir jamais rendu ni sable ni graviers. Je n'en persistai pas moins dans mon diagnostic, et je prescrivis un bain prolongé et une douche de vingt minutes *loco dolenti*.

Le lendemain, le petit corps dur était certainement descendu d'au moins 2 centimètres, ce qui m'encouragea dans ma manière de voir, et me fit insister sur les mêmes moyens que la veille, aidés encore par l'administration d'une grande quantité d'eau minérale à l'intérieur. Je fis à M. H... l'extrême recommandation de n'uriner pendant le jour que dans un vase, et quarante-huit heures après il m'apportait, presque triomphant, un gros gravier gris, composé de phosphate ammoniaco-magnésien. Je regrette énormément de n'avoir pu retrouver ce curieux échantillon, car j'aurais vivement désiré le conserver.

Pour en revenir à M. H..., il ne rendit plus aucun gravier, et au bout de vingt et un jours il nous quitta dans un état de santé relativement très-satisfaisant. En 1858, je fis demander de ses nouvelles, et j'appris par son médecin ordinaire qu'il était mort pendant l'hiver d'une fluxion de poitrine.

La conclusion de ce fait est facile à tirer : il tend à prouver combien l'eau minérale de Contrexéville a une action directe et presque spécifique sur les reins d'abord, et ensuite sur toute la filière des voies génito-urinaires.

Beaucoup d'autres malades ont éprouvé de leur traitement à Contrexéville des effets aussi sûrs ; mais ces clients sont disséminés dans toute la France, et je n'ai reçu de leurs nouvelles que d'une manière trop indirecte pour que je puisse entrer à leur sujet dans des détails circonstanciés.

Hérédité. Sexe. Age.

La gravelle est-elle une maladie héréditaire? Dans le sens absolu du mot, je ne le croyais pas tout d'abord, mais j'avoue que j'ai été témoin de faits assez caractérisés, très-probants même, et j'ai peine à croire aujourd'hui qu'il n'y ait eu là qu'une simple coïncidence. Ainsi, en 1857 et en 1858, j'ai vu MM. C... père et fils; ils sont revenus en 1859, mais accompagnés de M. Jules C... frère de M. C... père. Non-seulement tous trois avaient la gravelle, mais j'apprenais d'eux encore que plusieurs membres de leur famille étaient également tourmentés par cette affection. — En 1859, j'ai eu occasion de donner des conseils à M. L..., atteint de goutte et de gravelle, à madame G... sa fille, et au jeune G... son petit-fils, âgé de six ans. Madame G... et son fils avaient la gravelle. — En 1857 et 1859, M. S... (de Troyes) est venu à Contrexéville, accompagné de son fils, âgé de douze ans : l'urine de tous deux charriait une forte proportion de sable.— Même chose pour M. R... et ses deux filles; pour M. D... et son fils. — M. L... (de Besançon) vint en 1857 à Contrexéville, après avoir cruellement souffert de coliques néphrétiques. Son père y était venu en 1835 pour la même cause.— Je citerai enfin madame la comtesse de G... (d'Angoulême), dont la mère, madame la baronne de M..., était venue pour la première fois à Contrexéville en 1838. Ces deux dames ont éprouvé des accidents identiques.

M. le marquis de M..., du département de l'Aube, est venu autrefois à Contrexéville, étant alors atteint de la gravelle. Il est mort de la pierre à l'âge de quatre-vingt-quatre ans. Ses deux fils sont déjà venus plusieurs fois boire à la source du *Pavillon*, et, en 1864, son petit-fils, à peine âgé de vingt-cinq ans, a trouvé prudent de prendre, par anticipation, le chemin de Contrexéville. — M. le comte d'A..., ancien ministre, a autrefois fréquenté notre modeste village; l'an dernier, son fils, maître des requêtes au Conseil d'État, a été dirigé sur nos eaux. — Une dame C..., atteinte de gravelle et d'asthme, est venue à Contrexéville, en 1862 et en 1863. Son grand-père est mort de la pierre; son père a la goutte, et ses deux frères ont la gravelle.

On m'a très-souvent demandé pourquoi la gravelle était infiniment plus rare chez la femme que chez l'homme. Je ne saurais l'attribuer qu'à un effet indirect, mais éminemment salutaire du flux périodique. Pour le sexe féminin, la pléthore est prévenue par chaque retour de l'époque menstruelle, et la masse totale du sang se trouve dépouillée naturellement d'une notable quantité d'urée. Il doit en être ainsi, puisque les expériences de chimie anatomique dues à MM. Robin et Verdeil ont prouvé que, dans un temps donné, l'homme adulte rendait une proportion bien plus grande d'urée que la femme adulte. Maintenant il est vrai d'ajouter que la femme est beaucoup plus sobre que l'homme, qu'elle commet rarement d'excès et qu'elle a un genre de vie extrêmement calme et régulier.

En huit ans, j'ai donné des soins à seize enfants de cinq à treize ans: neuf avaient la gravelle, trois la gravelle et la goutte, et quatre la goutte. M. Civiale pense que la gravelle passe habituellement inaperçue dans l'enfance, et que c'est là ce qui pourrait expliquer sa rareté. Cette opinion me paraît peu probable, car les coliques néphrétiques ou les souffrances occasionnées par le cheminement de corps étrangers dans des canaux si étroits, seraient réellement bien susceptibles d'éveiller la vigilante sollicitude des familles.

Coliques néphrétiques.

De ce qu'un malade a la gravelle, il ne s'ensuit pas nécessairement qu'il ait eu ou qu'il ait des coliques néphrétiques;

il peut très-bien n'avoir eu le premier éveil de son état morbide que par le bruit résultant de la chute du corps étranger. La colique néphrétique n'en est pas moins cependant un accident fréquent dont la symptomatologie peut se résumer brièvement en ces termes : refroidissement, frisson, malaise général, pâleur, gêne pénible dans les reins, puis apparition d'une douleur rénale aiguë, lancinante, déchirante, intolérable ; rémission pendant quelques courts instants, assoupissement anxieux, puis nouvelle crise et retour des plus horribles angoisses ; gémissements, cris, agitation, poses bizarres et contorsions du malade ; nausées, hoquet, vomissements, altération profonde des traits, cessation du frisson général, réfroidissement des extrémités, sueur froide et visqueuse, pouls petit et fuyant sous le doigt ; envies ardentes d'uriner, mais urines rares et déterminant une sensation de brûlure, et enfin urines épaisses, foncées, brunes et même noirâtres. Le plus souvent, au bout d'une ou de plusieurs heures, l'orage cesse et l'on voit le calme renaître, les vomissements cesser, la peau s'échauffer, le pouls reprendre de l'ampleur, un mouvement fébrile se déclarer, l'urine augmenter de quantité, devenir moins colorée et plus limpide, et entraîner enfin soit du sable, soit un ou plusieurs graviers.

Toutes les crises néphrétiques ne sont pas heureusement d'une intensité aussi grande ; mais, ne pouvant pas exposer toutes les nuances, j'ai tenu à esquisser le tableau de la colique type.

Puisque les mots *coliques néphrétiques* viennent de se glisser sous ma plume, je dirai qu'il m'a été donné d'en voir quinze ou vingt exemples formidables. En pareille occurrence, je me suis aussitôt évertué à combattre l'élément douleur au moyen d'une application très-courte d'un mélange d'alcool camphré, de chloroforme et de laudanum liquide de Sydenham. Toute souffrance était instantanément suspendue pendant 5, 10, 12, 15 et 18 minutes. Ce moyen était bien autrement actif que le sinapisme de farine de moutarde apposé sur le rein, qui cependant rend d'utiles services. Aussitôt que les douleurs reprenaient, je tentais les inhalations d'éther ou je procédais à une nouvelle application révulsive et calmante, et enfin, après avoir ainsi fait avorter la crise à sept ou huit reprises différentes, je plongeais le malade dans un bain, et je l'y laissais pendant deux ou trois heures. Je le faisais coucher ensuite, j'administrais à l'intérieur (lorsqu'il y avait une suffisante tolérance de la part de l'estomac) différents diurétiques (eau de Contrexéville, tisane de lin, eau gazeuse, etc.), ou mieux la potion à l'acide benzoïque. Après trois ou quatre heures de séjour au lit, si tous les accidents n'étaient point conjurés encore, je redonnais un grand bain d'une, de deux ou de trois heures, et généralement tout était dit. Le malade se recouchait ensuite, s'endormait profondément, et se réveillait sain et sauf, étonné d'avoir si peu souffert, plus surpris encore de n'avoir pas été martyrisé par des sangsues ou des ventouses scarifiées.

Dans ces dernières années, de nouvelles occasions se sont présentées, et j'ai encore réussi; mais il m'est arrivé parfois de me trouver en présence d'une crise tellement douloureuse et de vomissements si violents, que j'ai dû à tout prix recourir à des pilules d'opium. Un calme bienfaisant en est résulté.

La violence d'une colique néphrétique n'est nullement en rapport, comme on le croit d'ordinaire, avec le volume du produit. Les plus atroces douleurs peuvent très-bien n'amener l'expulsion que de quelques grains d'un sable très-fin, tandis que des corps étrangers d'un fort calibre retentiront à peine sur la susceptibilité rénale. Je livre le fait sans chercher à l'expliquer, et j'en trouve la confirmation dans l'exemple suivant :

M. le comte de M..., membre de l'Académie française, qui vint pendant deux ans à Contrexéville, rendit, il y a quelques années, sans coliques néphrétiques préalables, soixante graviers du volume d'un gros pois et de couleur grisâtre dans l'espace de deux mois; bon nombre de ces graviers étaient à facettes. L'observation de M. le comte de M... a été publiée par M. Leroy d'Étiolles fils.

Inflammation chronique du rein. Néphrite calculeuse. Pyélo-néphrite.

Je me hâte d'arriver à une série de faits qui m'ont présenté un immense intérêt, et qui m'ont conduit à des résultats presque infaillibles. J'ai observé un grand nombre de cas de néphrite, c'est-à-dire d'états pathologiques des reins assez mal déterminés, assez obscurs : plusieurs accusaient des douleurs très-vives, et l'un deux, artiste sculpteur, âgé de trente-cinq ans, ne pouvait en aucune façon garder la position horizontale! Depuis dix-huit mois, il couchait dans un fauteuil! Je me souvins que j'avais été autrefois familiarisé avec toutes les finesses de la percussion, et j'appliquai avec quelque espoir un plessimètre sur les organes malades. J'ai facilement découvert qu'il s'agissait là le plus souvent d'hypertrophie considérable de l'un des reins, et du rein gauche trois fois sur cinq.

J'ai conservé généralement ces malades pendant plus d'une saison, et tous les huit jours je pouvais constater, sous l'influence de la cure, un retrait sensible dans le volume de l'organe, une souplesse inaccoutumée dans la région lombaire, et des modifications importantes dans la nature des excrétions rénales. Je dessinais sur la peau les dimensions du rein malade et celles de l'organe non affecté, — car je ne les ai jamais rencontrés tous les deux exagérés de volume à la fois, — et sur un papier transparent je reproduisais exactement les délimitations pathologiques et physiologiques. Me livrant à une étude comparative de mes deux dessins, renouvelant chaque semaine cette investigation clinique, j'avais la satisfaction de renvoyer les malades au bout de trente ou de quarante jours dans le plus excellent état de santé, quoique conservant toujours, je dois le dire, un rein un peu au-dessus de la normale. Je n'ai pas encore pu aboutir à faire strictement rentrer l'organe malade dans ses seules limites anatomiques.

Cela n'a rien d'étonnant en soi, et nous pourrions emprunter à la pratique commune mille exemples analogues. Je me propose de réunir ultérieurement ces observations, ainsi que celles qui pourraient se présenter dans le cours de la saison de 1865, et d'en tirer quelques conclusions ; je suis convaincu que ce travail sera susceptible d'offrir un certain intérêt pratique. Le traitement particulier que j'ai institué en pareil cas, et qui a donné, aux yeux de tous, des résultats si saisissants, consiste dans l'emploi simultané de lotions tièdes, fraîches, puis froides sur tout le corps, de frictions énergiques sur l'organe malade, et de douches à température progressivement basse, ainsi que dans l'administration de l'eau minérale à l'intérieur. J'ai eu rarement l'occasion d'y ajouter autre chose. Cette médication est d'une grande simplicité, comme on le voit, et surtout d'une innocuité absolue. J'en livre la formule avec d'autant plus d'empressement, et j'ajoute que les frictions, telles que je les faisais faire par le baigneur de l'établissement, ont toujours déterminé un très-grand soulagement chez les malades.

C'est de la sorte que je suis parvenu à rendre promptement à la santé M. B..., filateur au val d'Ajol, qui est arrivé à Contrexéville dans un état grave : il était voûté, courbé en deux, et ne parvenait à faire quelques pas qu'en s'appuyant sur deux cannes. Par le fait d'une exception bien digne de remarque, M. B... a voué à son médecin la plus affectueuse gratitude. Mon dévouement pour cet homme bon et intelligent répond à l'amitié qu'il veut bien me témoigner. Je citerai encore M. P..., avocat, que des spéculations malheureuses ont conduit depuis à une mort volontaire, mais qui avait été débarrassé de sa néphrite en 1858 et en 1859; le R. P. O*** et le R. P*** de l'ordre des Rédemptoristes; M. D..., employé de manufacture au Havre; l'abbé B..., le commandant T..., le docteur Gaspard-Bey S..., premier médecin du Sultan; M. A..., de Paris; Mme Ch... et plus de dix autres malades encore, parmi lesquels se trouvent des officiers de marine ou des individus habitant les colonies françaises, le Brésil ou l'île Maurice.

En général, les malades atteints soit de néphrite calculeuse, soit de pyélo-néphrite, sont tristes, préoccupés, inquiets, et prennent complaisamment le chemin de l'hypocondrie; ils ont une idée fixe. *On ne connaît pas leur maladie, on n'est pas sûr de ce qu'ils ont*, et, portant la main sur leur rein, le rein gauche dans les trois cinquièmes des cas, ils vous font le récit de leurs souffrances et n'accueillent qu'avec un sourire indulgent, mais incrédule, les explications ou les avis que vous voulez bien leur donner. Ils sont excusables, car ils souffrent!

Chez eux, la douleur consiste en un sentiment vague de pesanteur, de douleur sourde, soit dans la région lombaire seulement, soit à la fois dans les reins, dans la direction des uretères et du scrotum. Quelques circonstances, telles qu'un mouvement brusque du tronc, un repas copieux, une grande inspiration, un éternuement, une pression, une marche forcée, une promenade à cheval, les secousses d'une voiture ou tout autre exercice violent, peuvent donner lieu à une exaspération de la douleur, et même, dans quelques cas, à un véritable commencement de colique néphrétique. L'horizontalité, le décubitus sur le flanc, des frictions douces avec de la pommade belladonée, l'application immédiate d'un sinapisme ou simplement d'un corps chaud et des onctions laudanisées sont autant de moyens qui me font apporter quelque soulagement aux malades.

Dans ces cas de néphrite, j'ai noté parfois des accès de fièvre au début du traitement; j'ai alors tout suspendu, et je reprenais ensuite.

L'urine des malades est altérée dans ses caractères. Aussitôt après l'émission, elle est chargée de légers flocons muqueux; puis, en se refroidissant, elle laisse déposer une certaine quantité de mucus. Lorsque l'affection rénale est invétérée, l'urine est fréquemment troublée par la précipitation de sels d'un blanc laiteux, et elle laisse déposer une suppuration assez abondante sous la forme d'une poudre farineuse d'un jaune verdâtre. De temps à autre, l'urine est teinte en rouge ou en brun par du sang que l'on retrouve en proportion variable dans le pus qui s'est précipité au fond du vase; mais l'urine est plus souvent purulente que sanguinolente.

M. C..., ancien négociant à Rio-Janeiro, éprouvait fréquemment des alternances de trouble et de limpidité dans ses urines, et les douleurs qu'il ressentait étaient d'autant plus vives que l'urine était plus claire et plus normale. « Quel bonheur, me disait-il quelquefois, voici mes urines qui redeviennent chargées, je ne vais plus souffrir. » Le fait paraît extraordinaire, et il ne l'est pas cependant. Lorsque chez M. C... le passage de l'urine sécrétée par le rein malade venait à être momentanément intercepté par des calculs, il n'y avait plus que le rein sain qui produisît de l'urine, et cette urine avait l'aspect physiologique le plus irréprochable. Le passage de l'urine se rétablissait-il partiellement, une urine purulente se mélangeait en proportion variable avec l'urine normale. Le cours naturel de l'urine se rétablissait-il, M. C... ne souffrait plus; mais ses urines étaient constamment mauvaises, puisque l'urine malade se mêlait par parties égales à l'urine normale. Voilà ce que nos malades ignorent toujours, et voilà l'explication bien simple d'un phénomène qui exerce beaucoup trop leur fertile imagination. J'ai entendu émettre là-dessus les hypothèses les plus extravagantes.

Terminons par la relation succincte d'un cas tellement rare, tellement exceptionnel, qu'il ne s'en présentera peut-être plus d'analogue d'ici bien longtemps à l'observation des médecins de Contrexéville.

M. le comte R., ministre d'État à Tunis, parvenu à un âge avancé, souffrait depuis très-longtemps des reins et était assez souvent en proie à des hématuries abondantes. L'un de ses reins avait acquis un volume extraordinaire. Le malade vint, en 1862, à Contrexéville; mais il était alors dans un très-grave état de santé. Il put à peine boire, et gagna

Paris au bout d'un mois. Là, il devint de plus en plus souffrant et finit par succomber. A son autopsie on trouva un rein pesant *trois mille cinq cents grammes*, renfermant plusieurs gros cailloux et environ deux litres de pus !

Si l'on nous demande maintenant quelle est l'action de l'eau de Contrexéville sur les calculs, et comment nous comprenons le rôle si important qu'elle est dans ces circonstances appelée à jouer, nous répondrons par les paroles suivantes de M. le professeur Trousseau, dont les appréciations en médecine jouissent d'un crédit si mérité :

« Je n'accorde pas aux eaux de Contrexéville, de Vals, de Pougues ou de Vichy, une action dissolvante sur les corps étrangers du rein et de la vessie. Lorsqu'un calcul est logé dans l'un des reins, il faut qu'il en soit chassé et qu'il tombe dans le réservoir naturel de l'urine, car le médecin ne peut pas plus guérir les calculs rénaux que les calculs biliaires. Ce qui, par exemple, est en son pouvoir, c'est de prévenir la formation de corps étrangers ultérieurs, d'en empêcher le développement, et de veiller, dans le cas de gravelle urique, au maintien d'une urine normale, et, quand il s'agit de gravelle biliaire, à la conservation d'une bile à l'état physiologique. Si nous pouvons faire cesser la disposition particulière en vertu de laquelle ces calculs ont été fabriqués, nous aurons déjà beaucoup fait.

« Les eaux minérales de Contrexéville, de Carlsbad, Pougues, Vals ou Vichy, pourront immédiatement provoquer l'expulsion de ces calculs, et faire que pendant six mois, un an, deux ans, et quelquefois plus, les malades n'aient plus cette aptitude à produire des corps étrangers ; en un mot, n'aient plus la gravelle. Qu'a fait alors la saison passée à Contrexéville? a-t-elle amené la dissolution des calculs? En aucune façon ; mais elle a profondément modifié la constitution, et elle l'a replacée dans sa rectitude normale. Comme il n'est pas d'usage que, en état de santé, on se livre à la fabrication de calculs hépatiques ou rénaux, tant que la médecine thermale, — qui a une si grande puissance sur les calculs, — continuera à faire sentir ses effets, il ne se formera aucun produit nouveau ; mais aussitôt que ces habitudes physiologiques viendront à se troubler, les corps étrangers se reproduiront. »

Après une déclaration aussi formelle, trop formelle peut-être, je crois devoir rapporter l'opinion qu'a formulée l'un des anciens médecins de Contrexéville, relativement à l'une des questions qui tiennent le plus au cœur des malades :

« L'eau de Contrexéville, a-t-il dit, peut-elle guérir sans retour l'affection calculeuse? Si, négligeant les déductions des propositions émises déjà par nous sur la nature de cette affection et sur l'action médiatrice de notre eau, je consulte, pour toute réponse, seulement les faits accomplis sous mes yeux, voici ce que je trouve. Un certain nombre d'anciens habitués de Contrexéville, revenus à la source par précaution ou par *reconnaissance*, selon leur expression, m'ont affirmé que, depuis des années, ils étaient complétement exempts des crises néphrétiques auxquelles ils étaient sujets avant leur traitement. Quelques-uns rendaient encore de loin en loin d'inoffensifs calculs ; d'autres ne rendaient plus rien ou seulement quelques sédiments accidentels. Quant aux calculeux dont la fréquentation a commencé sous mes yeux, ceux d'entre eux qui se sont soumis à une succession de deux, trois ou quatre années de traitement, m'ont successivement accusé une amélioration successive qui, pour quelques-uns, paraît être une guérison ! D'autres ont cessé de venir, sans qu'il me soit possible de savoir si c'est pour motif de guérison ou pour des raisons contraires ; quelques autres enfin sont revenus après une lacune d'une ou de deux années passées sans crises, ramenés par la crainte que leur inspirait la réapparition de quelques nouvelles concrétions plus ou moins inoffensives. »

Dans quelle proportion la pierre succède-t-elle à la gravelle?

Les graveleux se croient volontiers menacés de la pierre, et ils consultent constamment leur médecin sur l'influence que peut exercer la gravelle sur le développement possible d'un corps étranger dans la vessie. Quelques auteurs ont prétendu qu'il existait un antagonisme complet entre la gravelle et la pierre. J'avoue que j'ai toujours regardé cette opinion comme étant éminemment discutable, mais je n'admets pas non plus que le malade affecté de gravelle, — et de gravelle phosphatique principalement, — doive envisager l'avenir sans appréhension aucune. D'après les faits déjà si nombreux qui ressortent de ma pratique, d'après les renseignements circonstanciés que j'ai pris à Paris auprès des chirurgiens spécialistes, je pense que le graveleux ne contracte la pierre que dans la proportion d'un sur cinq, et encore, sur ces cinq malades, trois ou quatre ont-ils eu la gravelle phosphatique. M. Leroy d'Étiolles fils prétend que six fois sur sept, et sûrement *cinq fois sur sept, la pierre est précédée de gravelle.* Quelle exagération!

Un jour je tranquillisais affectueusement un excellent jeune homme prématurément atteint de goutte et de gravelle blanche, et dont le père avait été lithotritié plusieurs fois. Il était triste, fort tourmenté, et paraissait peu disposé à se laisser convaincre par mes raisonnements : « Docteur, me dit-il, jurez-moi que, dans l'état actuel de vos connaissances en médecine, je ne suis pas plus exposé qu'un autre à avoir la pierre, et peut-être à en mourir. — Je ne peux, lui répondis-je, que vous faire espérer une longue vie, si vous vous décidez à suivre une hygiène intelligente et sévère ; modifiez vos détestables habitudes d'oisiveté, de plaisir, de confort, et votre *candidature* calculeuse s'évanouira. » — « Ma candidature, elle est trop *officielle* pour cela. — Eh bien, alors, monsieur, ne quittez jamais Paris, les candidatures officielles n'y réussissent pas. » Ce mot suffit pour ramener le sourire et la gaîté sur le visage soucieux et mélancolique de ce jeune homme, et il parvint à me dispenser d'un serment que je ne pouvais ni ne devais prêter.

Régime spécial.

De retour chez lui, le buveur doit prudemment s'astreindre à l'observation d'une hygiène alimentaire bien comprise. S'il a, par exemple, une gravelle oxalique (*gravelle jaune*), il ne doit jamais manger d'oseille, et à ce sujet un auteur a rapporté que Magendie avait été un jour consulté par un homme, — hypocondriaque selon toute apparence, — qui venait de rendre plusieurs graviers d'oxalate de chaux :

« Avez-vous souvent mangé de l'oseille ? » lui demanda le célèbre physiologiste.

« Depuis un an je m'en fais servir tous les jours un plat, répondit le malade, cela me rafraîchit. »

Cette prohibition de l'oseille doit, du reste, s'étendre à tous les graveleux indistinctement ; car, si une personne affectée de gravelle urique vient à changer son régime animalisé contre un régime végétal trop sévère et composé de légumes renfermant des oxalates en excès, il pourra s'opérer une transformation, et la gravelle urique deviendra une gravelle oxalique.

Comme on trouve une assez forte proportion d'acide oxalique dans la tomate, le cresson et les haricots verts, il sera bon de s'en abstenir.

En général, j'interroge volontiers les malades, à leur première visite, sur le régime qu'on leur a fait suivre, et je vois d'ordinaire figurer les asperges en première ligne.

« Plus j'avais de coliques néphrétiques, me disait M. L. de V..., capitaine de vaisseau, mort depuis d'une attaque d'apoplexie foudroyante, plus je mangeais d'asperges, dans le but de me faire uriner avec facilité et abondance. »

C'est une immense erreur que de croire à la vertu de l'asperge : non-seulement elle n'est pas susceptible d'activer et d'accroître la sécrétion rénale, mais elle la ralentit, la diminue, congestionne les reins, exerce sur ces organes une action perturbatrice, détermine une concentration de l'urine, et communique à ce liquide excrémentitiel une odeur repoussante. C'est plus qu'il n'en faut pour provoquer une crise néphrétique.

Les fruits très-mûrs et l'usage d'un vin léger seront permis sans aucun inconvénient; dans beaucoup de cas, il peut en être de même du café, dont Murray a pu dire : *Urinam movendo, sabulum et calculos minores pellit.* L'eau-de-vie et les liqueurs resteront sévèrement interdites. Le *bon sens* l'indique; mais, si nous en croyons La Bruyère, le bon sens est ce qu'il y a au monde de plus rare, après les diamants et les perles !

CHAPITRE V.

DE LA PIERRE.

Enquête scientifique. Opinions des auteurs anciens. Discussion.—Faits cliniques. — Opinions des auteurs modernes. —Symptômes de la pierre. — De l'affection calculeuse chez les hommes illustres. — Résumé de la question.

Enquête scientifique. Opinions des auteurs anciens. Discussion.

Ayant eu occasion de voir, ainsi que l'indique ma statistique, 73 cas de pierre, dont 32 avant l'opération et 41 après l'opération, j'ai dû me préoccuper très-sérieusement de l'action réelle que nos eaux pouvaient exercer sur les corps étrangers si fréquemment contenus dans la vessie. J'ai abordé l'étude de cette épineuse question avec embarras et incertitude, parce que je n'étais pas sans connaître les avis contradictoires antérieurement émis, mais je suis parvenu, je le pense du moins, — à me former une opinion assez nette, et je dirai bientôt en quoi consiste le résultat de mes observations.

Le choc des idées faisant jaillir la lumière, je veux d'abord ouvrir en quelque sorte une enquête scientifique, reproduire des opinions que quelques-uns trouveront peut-être surannées, mais qui à beaucoup de titres méritent l'exhumation. Je n'ai point l'habitude de faire bon marché des leçons du passé, et, pour le cas présent, je veux les invoquer comme autant de quartiers de noblesse en faveur de la source du *Pavillon*. Parcourons donc très-rapidement les parchemins de Contrexéville, et notons en passant ce qui a trait à l'affection calculeuse.

Dans le mémoire resté célèbre que Bagard lut, le 10 janvier 1760, à la Société royale des sciences et arts de Nancy, voici ce que nous lisons :

« Nous osons avancer, sur des témoignages non équivoques, que les eaux de Contrexéville sont souverainement efficaces contre la pierre, qu'elles détachent et font sortir de la vessie quand elle n'est que d'une grosseur médiocre, qu'elles ont la propriété de dissoudre en fragments quand elle est plus grosse et d'une nature plâtreuse et graveleuse, voire même en partie plâtreuse et en partie graveleuse et murale.

« Comme ces eaux contiennent des parties ferrugineuses, un acide minéral et du savon, elles seront très-utiles dans le cas d'épaississement de la bile et dans les obstructions du foie, avec d'autant plus de raisons que ces eaux ont quelquefois la vertu purgative.

« Nous avons mis dans un vaisseau de verre rempli d'eau de Contrexéville, treize pierres animales, de la grosseur d'un bon pois chacune, dures et solides; elles sont restées en macération sur la cheminée, pendant trois jours, sans rien perdre de leur dureté; mais le quatrième, elles ont commencé à s'amollir sur leur surface et à se séparer en fragments; ces fragments se sont divisés et dissous, et les pierres se sont réduites en graviers. Il suit de cette expérience que l'injection de l'eau minérale dans la vessie serait une liqueur naturelle dissolvant le calcul dans ce viscère. »

Quelques années plus tard, en 1774, le docteur Thouvenel posa la première pierre de l'établissement qui existe aujourd'hui, et comme il avait reçu la mission de se livrer à une nouvelle étude de l'eau de la source minérale de Contrexéville, il fit son rapport, et en voici un extrait :

« Les eaux de Contrexéville sont, dit-il, éminemment diurétiques et dissolvantes; elles ont l'avantage de parvenir à la vessie sans avoir éprouvé d'altérations sensibles, ce qui, outre la quantité considérable et la grande promptitude avec laquelle elles y arrivent, semble prouver qu'elles y sont portées par d'autres voies que celles de la circulation générale. »

Après avoir exposé une foule de considérations vraiment ingénieuses, Thouvenel s'est assuré, par de nombreuses expériences, que les calculs se dissolvent ou se divisent bien plus promptement et plus complétement dans l'eau de Contrexéville que dans l'eau ordinaire. Un certain nombre de ces concrétions restent réfractaires, dit-il, et cette résistance dépend moins de leur nature chimique que de leur plus ou moins grande cohésion.

Revenons à la citation textuelle de Thouvenel :

« Dans les cas, dit-il, où il nous est donné de prévenir la formation des pierres ou leur accroissement, ce ne peut être qu'en fournissant aux urines un véhicule aqueux capable d'empêcher la réunion et la congestion des matières calculeuses, graveleuses ou glaireuses, soit en en opérant la dissolution, soit en en procurant l'expulsion. Ces propriétés diurétiques et apéritives d'une eau paraissent dépendre d'un degré de salinité médiocre en deçà et au delà duquel elles changent ou diminuent. »

En continuant à chercher la filiation historique, nous arrivons à ces quelques détails qui ne manquent pas d'intérêt :

« Plusieurs cures sont restées très-célèbres, et, entre autres, celle de ce pauvre abbé de Bouville, qui, après avoir été opéré trois fois de la pierre, avait trouvé, dans cette source salutaire, un soulagement à ses maux, tel qu'il put enfin terminer sa carrière, qui se prolongea encore de plusieurs années, sans avoir recours de nouveau à une cruelle opération. Des effets tout aussi merveilleux, opérés sur plusieurs grands seigneurs de la Lorraine, avaient commencé à faire une grande réputation aux eaux de Contrexéville. »

Mais le premier jalon d'une illustration thérapeutique qui a grandi chaque jour et que les événements actuels sont si loin de démentir, est dû à la cure mémorable et retentissante d'une petite fille de dix ans. Voici le fait : La jeune Desmarets était atteinte de la pierre et souffrait beaucoup. On la conduisit à Lunéville, afin de lui faire subir l'opération de la taille ; mais la saison n'étant pas propice et l'enfant maigrissant tous les jours et paraissant vouée à une mort certaine, on différa l'opération. On fit venir alors la jeune Desmarets à Bourmont, à très-peu de distance de Contrexéville, et au mois de mai 1759 on lui fit boire l'eau de la source de Contrexéville, qui jouissait déjà dans la contrée d'une certaine réputation, mais pour *les maladies des yeux* seulement, si nous en croyons la légende. L'enfant se trouva soulagée ; « elle commença à retenir ses urines et à reprendre de l'embonpoint. Ayant continué les eaux à l'arrière-saison, elle s'en trouva de mieux en mieux. »

L'année suivante, l'enfant revint à Bourmont et alla passer quinze jours à Contrexéville. A peine était-elle de retour chez ses parents qu'elle éprouva de violentes douleurs dans la région du col vésical et qu'elle expulsa, en urinant, « une pierre de la grosseur d'une grosse balle de calibre, mais irrégulière. » En rapportant tout au long cette observation, Bagard ajoute que la pierre rendue par la jeune Desmarets a été certainement d'un volume plus considérable ; qu'elle présente des tubérosités et des enfoncements, et que les eaux de Contrexéville en ont détaché des fragments.

Faits cliniques.

En dépouillant les notes que j'ai prises sur chaque malade atteint de la pierre, j'ai retrouvé plus d'un fait digne d'être mis en lumière. Je regrette de ne pouvoir consigner ici toutes mes observations, mais je vais essayer de résumer brièvement quelques-uns des cas principaux qui me sont passés sous les yeux.

1° M. O..., âgé de 68 ans, fréquentait Contrexéville depuis quelques années; il n'avait, pensait-on, qu'un catarrhe de vessie. En 1858, les eaux le rendirent beaucoup plus souffrant. La pierre ayant été diagnostiquée et rencontrée, je donnai au malade le conseil d'aller à Paris et de s'y faire opérer par la lithotritie. M. O... reprit la route de la Champagne, mais il alla prendre l'avis d'un médecin de la province qu'il aimait beaucoup : M. O... fut taillé par lui et mourut le lendemain.

2° M. le docteur L..., chirurgien de l'hôpital Necker, âgé de 56 ans, atteint d'un engorgement de la rate très-marqué, de goutte, d'asthme, de gravelle et de pierre, avait été plusieurs fois lithotritié par M. Voillemier, et il s'était déjà lithotritié lui-même. A Contrexéville, M. L... se lithotritia de nouveau. A la suite d'accès de fièvre pernicieuse, M. L... est mort à Paris onze mois après.

3° M. F..., ancien entrepreneur de menuiserie, âgé de 61 ans, vint à Contrexéville en 1857, en 1858 et en 1859; il était affecté de gravelle phosphatique et de catarrhe vésical. Les eaux ayant fini par avoir sur lui une action très-excitante, je lui fis interrompre sa saison et le renvoyai à Paris. M. F..., ainsi que je l'avais pensé, avait la pierre : il fut lithotritié par M. Mercier et mourut.

4° M. de M..., ancien officier des gardes du corps, âgé de 71 ans, vint à Contrexéville en 1860. Il se plaignait alors d'un catarrhe très-intense de la vessie et urinait environ

BIBLIOTHÈQUE

vingt-cinq fois dans les 24 heures. Les eaux exaspérèrent son état : j'explorai la vessie et j'y trouvai plusieurs calculs. Je le renvoyai et l'ai complétement perdu de vue.

5° M. A..., âgé de 66 ans, beau-père d'un de nos plus illustres généraux, atteint de gravelle, vint en 1861 à Contrexéville et se trouva très-bien de sa saison. Il revint en 1862, mais il urinait fréquemment, supportait mal la voiture et avait de temps à autre de petites hématuries. Je diagnostiquai la pierre. De retour à Paris, M. A... se confia aux soins éclairés de M. Mercier, mais il mourut.

6° M. H..., vétérinaire, âgé de 45 ans, présenta en 1864 plusieurs des signes rationnels de la pierre ; j'en prévins le malade. Il vint à Paris, consulta M. Civiale et se fit lithotritier. M. H... a guéri.

7° M. M. de la H., âgé de 63 ans, conseiller à la Cour impériale de Poitiers, atteint de gravelle phosphatique, vint régulièrement à Contrexéville de 1857 à 1864. L'an dernier et pour la première fois, je remarquai qu'il urinait fréquemment et qu'il présentait des symptômes caractéristiques. Je l'engageai à consulter et à se laisser examiner. Au mois de septembre, il vit effectivement M. Mercier, qui trouva une pierre et la broya. Le malade passa par les phases les plus tristes et les plus cruelles. Il se trouvait, à la fin du mois de décembre dernier, dans l'état le plus alarmant, lorsque sa famille intervint et fit appeler M. Phillips. Les mois de janvier et de février 1865 se passèrent relativement très-bien, mais la présence de calculs dans la vessie n'était douteuse pour personne. MM. Jules Cloquet, Bouillaud, Tardieu, Gendrin, Séguin, Legrand du Saulle, Rossignol, Davaine, Dubuc, Dunoyer et Piberet, furent successivement mandés et assistèrent aux opérations de lithotritie qu'exécuta M. Phillips. Le broiement réussit et fut complet, mais l'existence si compromise du magistrat de Poitiers ne pourra pas, ce me semble, se relever : il succombera ! M. M... de la H. sera regretté à Contrexéville : on estimait son honnêteté et sa droiture, et l'on admirait son jugement solide, son érudition variée, son élocution facile et très-correcte, quoique un peu lente, et son inépuisable mémoire.

8° Je devais, l'année dernière, me rendre à Contrexéville avec l'éminent professeur de la Sorbonne M. Adolphe G..., membre de l'Institut, âgé de 63 ans, qui buvait depuis longtemps déjà de l'eau de la source du *Pavillon* et s'en trouvait bien. Je connaissais et affectionnais depuis longtemps cet homme distingué, dont j'avais l'honneur d'être le collègue à la Société médico-psychologique. J'ai assisté à l'évolution de sa maladie : l'eau de Contrexéville bue à Paris a dévoilé l'existence d'une pierre, que M. Nélaton a broyée. Plus tard, une récidive survint et M. Mercier fut appelé : le malade mourut.

9° M. M..., marchand de draps à Paris, âgé de 57 ans, était affecté d'un catarrhe de vessie que l'eau de Contrexéville améliorait chaque année, mais ne guérissait pas. Au mois de juillet 1859, il fut pris un jour de rétention d'urine. Je le sondai, et en pénétrant dans la vessie, mon instrument heurta un ou plusieurs corps étrangers. Le surlendemain, je renvoyai le malade et le recommandai à M. Ségalas, qui commença immédiatement la lithotritie.

10° M. T., agent comptable d'une administration, à Paris, âgé de 68 ans, qui plusieurs fois avait rendu du sable et expulsé de petits graviers, vint faire une saison à Contrexéville en 1861. Au bout d'une quinzaine de jours, mon attention fut éveillée d'une manière toute particulière et je diagnostiquai la pierre. M. T. rentra à Paris et se fit lithotritier par M. Phillips. Il a guéri.

11° M. S..., ancien négociant à Paris, âgé de 64 ans, éprouvant quelques accidents dans la fonction urinaire, fut envoyé à Contrexéville en 1858 par M. Gendrin. A son retour des eaux, il fut exploré, puis lithotritié par M. Lenoir. Il revint à Contrexéville en 1859, puis il resta pendant deux ans éloigné de la source du *Pavillon*. La pierre récidiva, et une nouvelle opération fut faite par M. Phillips. M. S. est aujourd'hui très-bien portant.

12° Une dame H..., du département de la Moselle, âgée de quarante-cinq ans environ, fut envoyée, en 1682, à Contrexéville, pour un catarrhe de vessie très-intense. La malade urinait plus de trente fois par jour, et la miction était des plus douloureuses. Les eaux ne modifièrent point cet état. Un jour, cette dame, pouvant à peine marcher et pleurant beaucoup, se traîna jusqu'à mon cabinet et me supplia de la soulager. Je me mis en demeure d'explorer la vessie, et je trouvai un gros calcul engagé dans l'urètre, placé en travers et embrochant en quelque sorte les parois du canal. La malade perdait du sang, et, par ses efforts constants d'expulsion, laissait suinter de l'urine sanglante. La situation était embarrassante et pénible. Je fis pendant une ou deux minutes des tentatives d'extraction à l'aide d'une pince à trois branches, qui n'aboutirent qu'à augmenter l'hémorrhagie de l'urètre et à faire souffrir la malade bien davantage. Après avoir étanché le sang qui commençait à entraver mes manœuvres, j'introduisis une grande pince à anneaux avec le désir de fracturer le calcul à sa partie médiane. Je parvins à enserrer une partie du corps étranger entre les mors de la pince, et lorsque je fus bien sûr de mes mouvements, je fis un violent effort de broiement. Je sentis que l'obstacle s'effondrait sous ma main, et je retirai mes pinces; les mors étaient pleins de petits fragments et de poussière. J'eus facilement raison du reste. En dernière analyse, je poussai une injection d'eau froide dans la vessie, et, afin de bien laver le canal, je retirai ma sonde et priai la malade de rejeter l'eau de l'injection; elle urina, et, sauf une cuisson très-douloureuse, tout fut dit. Je prescrivis pour le lendemain matin un bain de trois heures et deux verres d'eau minérale à une heure de distance l'un de l'autre. Dix jours après, Mme H... quitta Contrexéville dans un état irréprochable de santé. Son ingratitude seule fut à la hauteur du service rendu (1).

(1) C'est dans l'immense satisfaction que procure l'accomplissement d'un bienfait que le médecin trouve sa plus douce récompense : ces joies pures et intimes du cœur lui font oublier toutes les tristesses

13° Une jeune fille de dix-neuf ou vingt ans, Mlle de***, était depuis dix-huit mois atteinte d'une affection des voies urinaires très-persistante et très-douloureuse. A bout d'efforts, les médecins avaient prescrit les eaux de Contrexéville. Dès la première visite que me fit la malade, en juin 1864, je me tins sur mes gardes et conseillai une faible quantité d'eau minérale à l'intérieur et des bains prolongés Après dix ou douze jours de traitement, Mlle de*** allant moins bien qu'à son arrivée et présentant des symptômes d'un caractère spécial, je crus à l'existence d'une pierre, et je fis part au père de la malade de quelques-unes de mes craintes. J'appris alors que M. le professeur Fonssagrives avait exploré la vessie quelques mois auparavant. Je demandai aussitôt à ce savant confrère, par la voie télégraphique, quel diagnostic il avait porté. M. Fonssagrives me répondit que le cas était d'une extrême difficulté, et que je ferais bien de recourir moi-même à un nouvel examen. Le lendemain, en effet, je pratiquai le cathétérisme chez Mlle de*** à l'aide d'une sonde d'argent, et mon instrument alla immédiatement heurter un ou deux corps durs qui me parurent fixes et immobiles. Sur-

dont sa vie est semée. Le médecin dispose non-seulement de la santé et de la vie des hommes, mais il dispose encore devant les tribunaux de la fortune, de l'état civil, de la liberté et de l'honneur des citoyens. Très-récemment, par suite d'une erreur judiciaire, six Espagnols, très recommandables, furent jetés dans des cachots et furent, après une très-longue prévention, condamnés les uns à dix-huit ans et les autres à vingt ans de détention! Un cri de détresse poussé par l'une des victimes se fit entendre jusqu'à Paris, et trois médecins français eurent l'insigne honneur, quelques mois plus tard, d'éclairer la Cour suprême de Madrid et d'obtenir de la reine la proclamation solennelle de l'innocence des six condamnés. J'ai été l'un de ces trois médecins. Je n'aurais point jusqu'alors honoré et aimé ma profession que j'en serais devenu le plus enthousiaste admirateur. On rencontre dans le monde des hommes qui n'ont pour la famille médicale qu'une déférence modeste, et qui ne veulent pas se rendre un compte suffisant du rôle que le médecin joue dans la société ; eh bien, il est bon de leur rappeler que Molière est mort depuis deux siècles, et que nous avons eu l'esprit de nous corriger de tous nos ridicules.

pris de ne point rencontrer cette fluctuante mobilité qui distingue tout corps isolé baignant dans un liquide, je laissai échapper par la sonde environ 200 grammes d'eau, j'imprimai à l'instrument des mouvements en tous sens, et je continuai à percevoir la sensation d'un corps adhérent de la grosseur d'une noisette ; peut-être même y en avait-il plusieurs. Était-ce un calcul enchatonné? était-ce une petite tumeur enkystée? Je doutai et je doute encore. Seulement, ces deux hypothèses une fois admises, comme l'eau de Contrexéville ne me sembla point appelée à modifier l'état de la jeune fille, je fis suspendre la cure et je donnai au père le conseil de consulter à Paris un chirurgien distingué et de s'en remettre entièrement à lui. J'ai complétement perdu de vue Mlle de***.

— Dans d'autres circonstances, il m'est arrivé de trouver chez des malades un ensemble de signes très-probants qui déposaient en faveur d'un corps étranger dans la vessie, et la vessie, après exploration, a été reconnue ne renfermer cependant rien d'anormal. Je citerai principalement M. L..., ancien chef de bataillon, et M. L..., vérificateur des douanes, qui tous deux étaient affectés d'un engorgement de la prostate, d'une susceptibilité exceptionnelle du col de la vessie, d'un défaut de contractilité de la vessie, et qui n'avaient aucunement la pierre.

Une autre fois, chez Mme R..., je trouvai réunis les symptômes les plus significatifs, et j'inclinais fortement à diagnostiquer la pierre, lorsque je procédai à une exploration dont le résultat ne fut pas concluant. J'appelai en consultation un chirurgien qui se trouvait alors à Contrexéville, et, après les plus minutieuses recherches, nous ne découvrîmes rien. En revanche, l'état morbide du col de la matrice nous donna la facile explication de plus d'un phénomène ressenti par Mme R...

14° M. l'abbé B..., vicaire général à ***, vint à Contrexéville en 1863. Il présentait, m'a-t-il été dit, des accidents du côté du col de la vessie. Assez mécontent de sa saison, il alla consulter M. Civiale, qui trouva une pierre et la broya. M. l'abbé B. a guéri. Je n'ai pas eu l'honneur de donner des soins à cet ecclésiastique, qui retrouva chez mon honorable confrère M. le docteur J.-M. Caillat, un de ses anciens camarades du séminaire d'Aix.

En rapprochant les quatorze faits qui précèdent de celui que j'ai rapporté à la page 64, et des deux autres cités par M. Mallez (page 107), on peut se faire une idée assez nette de la puissante action qu'exerce l'eau de Contrexéville sur la vessie, puisqu'elle y démasque, de gré ou de force, la présence des corps étrangers. L'eau de Vichy, en recouvrant la pierre d'un enduit soyeux, calme momentanément les souffrances et communique aux malades la plus dangereuse sécurité; l'eau de Contrexéville, en dissolvant l'enduit visqueux qui recouvre la pierre, la met brutalement à nu dans la vessie et avertit le malade. Dans de pareilles conditions, il y a entre Vichy et Contrexéville la différence qui sépare le mensonge de la vérité.

Disons maintenant quelques mots d'un cas très-rare. Ch. M..., maître d'hôtel à l'établissement, âgé de trente-deux ans, avait été incomplétement lithotritié en 1856 par M. le docteur Baud, et plus incomplétement encore par moi sur la fin d'août 1857. Deux ou trois mois après, sur mon conseil, Ch. M... vint à Paris. Je l'adressai alors à M. Civiale, qui s'empressa de le recevoir dans son service à l'hôpital Necker. Seulement, après l'avoir examiné, il reconnut que la lithotritie n'était plus possible et s'expliqua parfaitement les insuccès des opérations tentées par M. Baud et par moi. Il fit passer le malade dans les salles de chirurgie, afin qu'il eût à subir la taille. On prit jour pour l'opération, et M. Depaul, suppléant de M. Lenoir, assisté de M. Civiale, de quelques praticiens de la ville et des élèves de l'hôpital, commença l'une des tailles les plus laborieuses qui aient été consignées dans les annales de la science. Ch. M... resta chloroformisé pendant un peu plus de trois quarts d'heure, et M. Depaul, obligé à chaque instant de modifier son procédé opératoire, retira successivement quatre pierres. L'une était de la grosseur d'un petit œuf de poule, et les trois autres avaient à peu près le volume d'une noix.

Les suites de l'opération furent des plus heureuses, et sept semaines après, Ch. M... venait prendre congé de moi et m'annonçait son départ pour la Lorraine. Il est revenu à Contrexéville pendant la saison de 1858, et s'y est fixé depuis; sa santé n'a jamais été meilleure; il boit six ou sept verres d'eau minérale tous les matins, et cela pendant quatre ou cinq mois.

Je suis autorisé à penser qu'il n'y aura pas de récidive, surtout si Ch. M... continue à habiter l'établissement de Contrexéville, car « aucune récidive de pierre, dit M. le docteur Rotureau, n'a encore été constatée sur les nombreux malades qui viennent chaque année s'adresser aux vertus prophylactiques des sources de Contrexéville (1). »

Citons maintenant quelques faits relatifs à la pierre après l'opération :

1° Le poëte gracieux et sympathique M. Emile D. a subi vingt-six séances de lithotritie. M. Ségalas, son chirurgien et son ami, l'adresse chaque année à Contrexéville depuis 1859. Grâce à cette précaution, il n'y a point eu de récidive.

2° M. T., commissaire de police de la ville de Ch...., âgé de 75 ans, fut lithotritié en 1860 par M. Caudmont. Il a très-bien guéri, est venu à Contrexéville et y a rendu six ou sept petits éclats de pierre. Malgré son grand âge, M. T., qui avait été capitaine sous le premier Empire, était d'une gaieté et d'une urbanité rares. Cet excellent homme vivait encore il y a deux ans, et j'ai reçu de lui une charmante pièce de vers sur la source du *Pavillon*, « Présent du ciel, dont les flots roulent la santé. »

3° M. V..., ancien négociant de La Villette, âgé de 78 ans, fut lithotritié par M. Ségalas. Ce malade perdit le pouvoir d'uriner naturellement et était obligé de se sonder huit ou

(1) *Traité des Eaux minérales* (France), page 109.

neuf fois dans les vingt-quatre heures. Ses urines étaient épaisses et fétides. La saison qu'il fit en 1859 lui fit beaucoup de bien, et il revint chaque année. En 1864, il manqua à l'appel. Son absence me parut tristement significative : j'appris, en effet, que M. V. était mort au printemps, âgé alors de 83 ans révolus.

M. N., ancien général de division de l'armée belge, âgé de 73 ans, fut lithotritié par M. Phillips. Il est venu en 1863 et en 1864 à Contrexéville. Ses urines étaient alors très-catarrhales. Il va très-bien.

5° M. le duc de C..., âgé de 72 ans, lithotritié par M. Nélaton, vint en 1861 à Contrexéville. Ses urines étaient troubles, épaisses et ammoniacales. Bien que l'opération datât déjà de plusieurs mois, l'eau de la source du *Pavillon* fit expulser au malade plusieurs petits fragments de matière lithique. M. le duc de C. vit encore.

6° M. D., ancien officier supérieur, âgé de 72 ans, lithotritié au mois de juin 1864 par M. Manec, vint à Contrexéville dans les premiers jours du mois d'août dernier. Sa cure fut interrompue à chaque instant par des accès fébriles d'une certaine intensité. J'ai été obligé de lui faire boire l'eau minérale chauffée au bain-marie, tant la température de l'eau minérale était mal supportée. Au moment de son départ, il allait mieux. Je l'ai perdu de vue.

7° M. G., ancien négociant à Paris, âgé de 53 ans, fut lithotritié en 1861 par M. Ricord. Il vint à Contrexéville, et, sous l'influence du traitement, il expulsa dix ou douze fragments de pierre d'un certain calibre. Il est revenu l'année suivante par pure précaution.

8° M. D. de G., âgé de 58 ans, fut lithotritié en 1863 par M. Phillips. Dans les premiers jours qui suivirent son arrivée à Contrexéville, le malade rendit sept ou huit éclats de pierre assez minimes. Ses urines étaient catarrhales, mais elles devinrent bientôt tout à fait naturelles.

9° M. M..., intendant militaire de la division de Lyon, âgé de soixante-trois ans, a été lithotritié avec succès par M. le docteur Barrié. Aussitôt après son opération, en 1862, M. M..., dont les urines étaient catarrhales, est venu prendre les eaux de Contrexéville et s'en est parfaitement bien trouvé. Il est revenu par prudence en 1863. Ce malade, si sympathique à tout le monde, nous a raconté de la manière la plus émouvante tous les détails relatifs à sa captivité en Afrique.

10° Une dame de Paris, âgée de quarante ans environ, qui, il y a plusieurs années, a subi l'opération de la taille, a été atteinte de coliques néphrétiques et a été envoyée, en 1864, à Contrexéville. Sous l'influence de sa saison, elle a expulsé plusieurs calculs, dont l'un était très-volumineux et aurait évidemment réclamé l'intervention de la lithotritie, ou une nouvelle opération de la taille, si la malade eût quelque peu tardé à venir prendre les eaux.

Opinions des auteurs modernes.

Nous venons de citer un grand nombre de faits cliniques, et il a été facile de se rendre un compte exact du caractère révélateur et expulsif de nos eaux dans les cas de pierre. L'opinion que j'ai émise est-elle conforme aux données de la science? Oui, et je vais le démontrer en citant la manière de voir qui est professée là-dessus par deux hommes graves et compétents.

« Les eaux de Contrexéville, dit M. Mallez, ont une triple action : action chimique sur la masse du sang, comme le démontrent leurs effets dans la goutte et la diathèse urique; action dynamique ou expulsive sur le rein, qu'elles débarrassent, avec une rapidité et une puissance incomparables, des concrétions lithiques, sables, graviers ou calculs qui se forment dans cet organe et qui s'y arrêtent. Leur efficacité dans la gravelle, s'accompagnant ou non de coliques néphrétiques, est attestée par des milliers de faits ; enfin elles ont une action tout à fait spéciale sur la contractilité et l'irritabilité vésicales. Le moindre calcul, le plus petit corps étranger dans la vessie, ignoré du malade avant l'ingestion de l'eau de Contrexéville, se révèle aussitôt après quelques jours de traitement hydro-minéral. C'est une présomption d'affection calculeuse qui équivaut presque à une certitude que l'augmentation ou l'apparition de douleurs vésicales par le fait de l'eau de Contrexéville.

« Nous pourrions citer plusieurs exemples de notre pratique personnelle, mais celui du commandant T., de Nancy, est l'un des plus concluants.

« Venu à Contrexéville pour une atonie vésicale qui remontait à plusieurs années, et qui allait en augmentant, au point de ne permettre au malade que de vider très-lentement et très-difficilement sa vessie, M. T. avait été sondé par plusieurs chirurgiens très-honorables, et n'éprouvait aucun des symptômes de la pierre, pas d'hématurie, supportant sans douleurs le cahot le plus dur de la voiture et ne souffrant pas à la fin de la miction. Mais après quelques jours de séjour à Contrexéville, il survint de la douleur en finissant d'uriner. Quelques gouttes de sang apparurent, et M. T. accusa une pesanteur dans la vessie. Nous fûmes appelé à le sonder, et nous trouvâmes une pierre du volume d'une grosse noix dont nous avons heureusement débarrassé M. T. par dix séances de lithotritie, malgré la difficulté que l'atonie vésicale nous offrait en ne faisant expulser aucun des débris de la pierre et en nous condamnant à les enlever jusqu'au dernier.

« Dans un autre exemple, celui de M. T. de Nantes, l'eau de Contrexéville révéla la présence d'un gravier extrêmement petit, débris d'une pierre que nous avions broyée. Ce petit gravier avait échappé à toutes nos investigations dans une vessie très-irrégulière et anfractueuse, et M. T. était comme nous convaincu qu'il n'y avait plus trace de la plus minime quantité de pierre. A peine arrivé à Contrexéville, M. T. éprouva tous les symptômes qui avaient précédé l'opération, et qu'il connaissait si bien, et nous fit mander pour le débarrasser. Le débris cause de ces nouvelles douleurs ne mesurait que 8 lignes, et n'eût certainement pas été senti avec une telle vivacité sans l'action particulière de l'eau.

« Une, deux bouteilles d'eau de Contrexéville prises le matin à jeun font évacuer des débris sans fatiguer le malade, sans le soumettre à toutes les injections répétées ou à courant continu, à tous les moyens mécaniques d'extraction, aussi pénibles qu'infructueux dans bon nombre de cas. En même temps qu'on débarrasse la vessie des débris, on se renseigne mieux encore, malgré la précision de l'exploration, sur la quantité de pierres que renferme encore la vessie (1). »

Sortons d'un amphithéâtre et rentrons dans un autre : c'est encore de Contrexéville qu'il est question, car il n'est plus possible aujourd'hui de parler du diagnostic de la pierre ou du traitement consécutif à la lithotritie, sans qu il soit fait une mention spéciale de l'eau du *Pavillon*.

« Certains vieillards, dit M. Phillips, soit qu'ils soient fatigués, soit que leur tempérament ne réagisse pas, ont la vessie frappée d'atonie. Cet organe cesse de se contracter et se laisse distendre démesurément. La quantité d'urine qu'il peut contenir est quelquefois vraiment surprenante, et si ce n'est un malaise général, une diminution de l'appétit, un commencement de prostration de forces, le malade a d'autant moins conscience de son état qu'il urine très-fréquemment, trop fréquemment. Dans les vingt-quatre heures la quantité d'urine rendue étant égale à celle que peut donner un homme dans sa situation normale, le malade et souvent son médecin attribuent cet état à un affaiblissement résultant de l'âge ou à une vessie devenue trop petite et ne pouvant plus contenir suffisamment de liquides. Sous l'influence des eaux de Contrexéville, la vessie est surexcitée, elle réagit sur le liquide qu'elle contient, produit des douleurs inconnues jusqu'à ce moment; les urines se colorent quelquefois de sang, et souvent il y a rétention. C'est dans ces tristes circonstances que le

(1) Cours à l'École pratique sur les maladies des voies urinaires. (*Extrait d'une leçon.*)

médecin appelé juge l'introduction de la sonde de la plus grande nécessité, et au grand étonnement du malade, il évacue une grande quantité d'urine très-souvent fétide; c'est alors aussi que la sonde rencontre une pierre qui avait été inconnue à cause de l'absence de douleur et du défaut de contractilité de la vessie.

« Les eaux de Contrexéville ont encore le grand avantage de signaler la présence de petits fragments de pierre que les instruments n'avaient pas pu trouver après la lithotritie : les eaux, en provoquant les contractions de la vessie, rendent à cet organe une puissance diminuée ou perdue, et par ces contractions apportent ces fragments inconnus jusque sur le col vésical.

« Après une lithotritie faite, particulièrement chez les vieillards, il persiste un état catarrhal de la vessie, bien qu'il ne reste plus dans cet organe aucune trace de la pierre. C'est surtout dans ces cas particuliers que les eaux de Contrexéville doivent être administrées avec une grande prudence. Je peux dire que, prises avec modération elles guérissent complétement ces catarrhes consécutifs à l'opération. Prises sans discernement, elles aggravent l'irritation de la vessie par la grande quantité d'urine qu'elles y apportent dans un temps très-court (1). »

Symptômes de la pierre.

Il est une question que l'on pose chaque jour aux médecins qui exercent à Contrexéville; cette question, je veux la résoudre brièvement ici. On s'informe auprès de nous des symptômes ordinaires qu'occasionne une pierre dans la vessie, et l'on nous demande à quels signes nous reconnais-

(1) Cours à l'École pratique sur les maladies des voies urinaires. (*Extrait d'une leçon.*)

sons, sans exploration préalable, qu'un malade a de grandes chances pour être affecté de calcul vésical.

Les sensations caractéristiques perçues par les malades peuvent se résumer ainsi :

1° Chaleur et douleur dans la partie profonde du canal de l'urètre, démangeaisons ou élancements à l'extrémité du gland, pesanteur au périnée, surtout après la miction, et ténesme vésical pendant quelques secondes ou une ou deux minutes après l'expulsion des dernières gouttes d'urine. Ce dernier signe a une grande importance; mais il manque quelquefois, lorsque la pierre est petite par exemple, ou quand la vessie est frappée d'atonie partielle, qu'elle ne se vide pas complétement, et que le corps étranger, par conséquent, continue à nager dans le liquide;

2° Envies plus fréquentes d'uriner, puis envies pressantes, impérieuses. Plus la pierre est volumineuse, plus les besoins d'uriner se rapprochent. J'ai vu deux ou trois calculeux qui urinaient de sept à dix fois par heure. Une dame C..., du département de la Meuse, qui s'est refusée à tout examen de ma part, mais chez laquelle son médecin ordinaire avait diagnostiqué la pierre, urinait de cinquante à soixante fois pendant la nuit,

3° Jet d'urine saccadé, intermittent, et venant à s'interrompre brusquement;

4° Rétention complète d'urine de temps en temps;

5° Urine d'abord claire, puis trouble, nuageuse; urine teintée de sang après une longue marche, une course à cheval ou un voyage en voiture; urine bourbeuse, épaisse, odorante, contenant des paquets visqueux, gluants et filants; sécrétion abondante de mucus purulent; urines catarrhales, fortement ammoniacales, et, à cette période, moins souvent sanglantes.

Tels sont les principaux caractères sur lesquels il est permis de s'appuyer pour émettre un jugement sommaire, pour élever des doutes, pour appeler à soi une lumière plus vive et arriver à un examen que les malades sont d'ailleurs les premiers à vous demander. Lorsque la sonde a rencontré un corps étranger, je renvoie les malades à Paris, et je les prie de revenir aussitôt après l'opération, si la saison toutefois n'est pas trop avancée.

J'ai vu des individus entrer chez moi et s'asseoir avec tant de précaution, afin d'éviter une secousse douloureuse, que cette circonstance m'a parfois donné le premier éveil. Ces malades-là refusent un fauteuil, prennent une chaise, s'asseoient lentement et sur une seule fesse. Interrogez-les et examinez-les : ils ont ou la pierre ou un engorgement très-considérable de la prostate. La pose habituelle qu'ils ont prise instinctivement et sans raisonner les motifs de ce mode anormal de station assise, s'explique très-bien : les malades, en ne faisant pas porter le périnée sur la chaise, évitent une dépression périnéale qui leur cause d'ordinaire une sensation pénible.

Un chirurgien de l'hôpital Necker, M. le docteur Désormeaux, a imaginé, dans ces derniers temps, un instrument qu'il a appelé l'*endoscope*, et qui lui permet de voir dans le canal de l'urètre et dans la vessie. Grâce à cet appareil, j'ai été témoin de quelques diagnostics très-réussis. M. Désormeaux, qui est le gendre de l'inspecteur général des établissements thermaux de France, est venu à Contrexéville en 1862, mais tout à fait en touriste, et dans les vingt-quatre heures qu'il y a passées, nous nous sommes beaucoup entretenus du nouveau mode d'investigation qu'il a découvert. Je le remercie de m'avoir adressé son intéressant et remarquable ouvrage (1). J'y ai puisé des notions ingénieuses et utiles sur les maladies des voies urinaires.

(1) *De l'Endoscope et de ses applications au diagnostic et au traitement des affections de l'urètre et de la vessie.* Paris, 1865, chez J. B. Baillière.

De l'affection calculeuse chez les hommes illustres.

En parcourant la biographie des hommes illustres, on s'aperçoit bientôt que l'affection calculeuse a tourmenté l'existence d'un certain nombre d'entre eux. Le littérateur Jacques Amyot est mort d'une colique néphrétique en 1593. Bacon avait dans la vessie une « pierre semblable à une longue noix muscade. » Il fut taillé, et succomba vingt heures après l'opération. La gravelle remplit d'amertume les derniers jours de Michel-Ange (1564). Calvin eut d'atroces douleurs néphrétiques (1564). Montaigne, atteint de gravelle, traversa de très-mauvais jours (1592). Harvey eut la gravelle (1657). Le ministre Colbert eut trois gros calculs engagés dans l'un des uretères ; il succomba (1683). Le pape Innocent XI avait « un calcul de neuf onces dans le rein gauche et un de six onces à droite (1691). » Bossuet est mort de la pierre en 1704. Leibnitz a succombé en 1716, « au milieu d'une colique néphrétique. » Louvois est mort de la pierre en 1718. Le comte de Toulouse, fils de Louis XIV, est mort, en 1737, d'une affection calculeuse de la vessie. D'Alembert est mort de la pierre en 1783. Buffon avait cinquante-cinq calculs dans la vessie (1788). Benjamin Franklin est mort de la pierre en 1790. Lorsqu'on fit l'ouverture du corps de Napoléon Ier on trouva des graviers et de petits calculs dans la vessie (1821). Le poëte Désaugiers chanta pendant que le baron Heurteloup l'opérait de la pierre, et il improvisa même son épitaphe : l'épitaphe lui servit (1827). Georges IV avait dans la vessie un calcul de la grosseur d'une aveline (1837). Nous pourrions multiplier ces citations.

Résumé de la question.

« Aux malades atteints autrefois de calculs vésicaux, dit M. A. Millet, et qui en ont été débarrassés par la lithotritie, je recommanderai Contrexéville, parce que l'action puissante que ces eaux ont sur la vessie est de nature à entraîner les très-petits fragments qui pourraient y séjourner encore. J'ai même vu des malades qui, sous l'influence bienfaisante de ces eaux, avaient expulsé des fragments considérables.

« Les cas de calculs vésicaux ont été assez nombreux à Contrexéville dans ces dernières années. Les malades qui s'étaient présentés à cette station atteints de cette affection, et qui avaient été soumis à l'usage des eaux, éprouvaient au bout de quelques jours des douleurs plus vives, une irritation au col de la vessie, de légères hématuries, de la rétention d'urine, etc., etc. On les congédiait alors; ils allaient se faire lithotritier, et revenaient ensuite si la saison n'était pas trop avancée. Chez plusieurs malades lithotritiés depuis trois semaines à deux mois, l'eau de la source du Pavillon a décelé la présence de fragments de pierre, d'éclats, qui au moment de la dernière exploration n'avaient pas été perçus. »

J'ai intentionnellement rapporté les opinions émises par tous les auteurs anciens et modernes sur l'action des eaux de Contrexéville, sur les graviers, les calculs et la pierre, et l'on a pu voir que, depuis Bagard jusqu'à M. A. Millet, les avis des plus dignes représentants de la science ont subi quelques variations. Je n'ai point la prétention de venir juger en dernier ressort la question si épineuse de la dissolution ou de la non-dissolution des calculs, mais je dois compte au lecteur de mon opinion personnelle, et je vais la lui donner.

L'eau de Contrexéville ne dissout pas les calculs vésicaux, mais en présence de graviers échancrés, érodés, amincis et d'une grande friabilité, j'ai dû me demander si elle n'arrivait pas à désagréger quelquefois les molécules de la matière lithique; et je ne suis pas très-éloigné de l'admettre, lorsque j'ai vu tant de malades rendre, au bout de dix ou de quinze jours de traitement, de la boue phosphatique, du mortier lithique, au prix de vives souffrances.

Dans le cas de très-petits calculs phosphatiques friables,

mous, je crois que l'eau de Contrexéville désunit les parcelles du corps étranger ou les amollit au point de les réduire à l'état de mortier boueux. Voici, par exemple, certains faits dont j'ai été souvent témoin. Un malade arrive à Contrexéville sans cystite chronique; il a la gravelle ou la goutte. Pendant les quinze premiers jours, ses urines sont très-limpides, puis elles deviennent troubles, foncées, boueuses, ammoniacales, phosphatiques et contenant du mortier. Le malade a un grand ténesme vésical, des hématuries, de la fièvre, de l'anorexie, des insomnies, et il expulse dans ses urines du magma phosphatique de couleur grisâtre. L'orage se calme, les urines redeviennent normales, et le patient s'éloigne de Contrexéville en très-bon état. Chez cinq ou six de nos buveurs, et entre autres chez le commandant M..., j'ai vu la vessie n'être plus qu'un infect réceptacle de boue épaisse, et l'urine charrier quelques écailles phosphatiques desséchées, frisées et en forme de petits godets. Ces cas-là sont généralement graves, et je n'arrive à des résultats un peu sérieux qu'avec un traitement de six semaines ou deux mois, des bains de siége très-prolongés, etc., etc.

CHAPITRE VI.

LE CATARRHE DE VESSIE ÉTUDIÉ A CONTREXÉVILLE

Insuffisance du diagnostic. — Opinions des auteurs sur l'action des eaux de Contrexéville. — Discussions à la Société de médecine pratique de Paris. — Faits cliniques.

Insuffisance du diagnostic.

Un malade arrive à Contrexéville et il vous dit qu'il a une *maladie des voies urinaires*. Vous le questionnez avec méthode et précision, et, sans le moindre effort d'esprit, vous arrivez à la facile constatation du fait énoncé. Mais de quelle variété morbide des voies urinaires est-il atteint? Les habitués de nos eaux aiment à le savoir, et j'ai coutume de le leur dire ; mais je demande deux jours pour être édifié sur leur état. Je procède pendant ce temps-là à l'examen ou à l'analyse de l'urine du malade, et je recherche si elle renferme du mucus, du pus, du sang, de l'albunime, du sucre, des dépôts de différente nature, etc., etc. Lorsque tous les éléments analysables, visibles et tangibles, dont j'ai constaté la présence, m'ont conduit à formuler une opinion certaine, je n'en fais point mystère, et, après avoir donné au buveur tous les soins appropriés, je lui remets à son départ quelques lignes pour son médecin, et j'informe mon confrère, avec toute la mesure désirable, des résultats de mes investigations. Le document reste, et, en cas d'accidents ultérieurs, il sert à préciser la maladie et à faire pressentir le traitement rationnel. Avec un peu d'instruction, d'intelligence et de bonne foi, rien n'est donc plus facile que de rendre un service signalé à un individu qui se tourmente souvent à tort, qui s'exagère la nature de ses souffrances, et qui ne sait même pas au juste s'il est atteint d'un catarrhe de vessie ou de toute autre affection. Si l'examen dont je parle n'est point fait, le malade pourra ne retirer de sa cure qu'un soulagement dont le hasard aura fait une partie des frais.

Opinions des auteurs sur l'action des eaux de Contrexéville.

Je ne saurais trop déplorer les préjugés qui règnent à Contrexéville au sujet du catarrhe de vessie et je n'essayerai pas de dépeindre les opinions excentriques que j'entends chaque jour formuler ou discuter. Il semble, en vérité, que chacun prenne à tâche d'obscurcir la situation, en faisant de cet état morbide un exposé inexact ou absolument invraisemblable. En présence d'un pareil état de choses, c'est faire une œuvre utile que de ramener aux notions pratiques du plus sévère positivisme tant d'esprits égarés par une capricieuse ignorance.

Il n'est peut-être point de maladie contre laquelle on ait dirigé des médications plus multipliées que contre le catarrhe de vessie : l'arsenal thérapeuthique a été épuisé en vain, et toutes les préparations pharmaceutiques qui ont été préconisées tour à tour sont d'un effet plus que douteux et aujourd'hui abandonnées.

Essayons de simplifier la question.

De deux choses l'une : ou la cystite chronique est occasionnée et entretenue par un rétrécissement organique de l'urètre, par une hypertrophie de la prostate, par des maladies antécédentes des organes génitaux, par des calculs ou simplement par le défaut de contractilité des parois vésicales, et alors l'intervention chirurgicale d'abord, puis l'action d'une eau minérale efficace ensuite, amènent la guérison complète ; ou le catarrhe a envahi chez l'un la vessie comme il atteint chez d'autres la membrane muqueuse des bronches ou de tout autre organe, et alors la médication hydrologique reste toute-puissante. Mais sur ce dernier point il convient de bien s'entendre.

Une seule eau minérale a, sur le catarrhe vésical, une action spécifique notoire et incontestée. Un médecin qui a eu occasion d'étudier sur place et pour son propre compte l'eau de la source du *Pavillon*, à Contrexéville, M. le docteur J.-B. Coïon (de Suippes), a porté le jugement suivant : « Après quelques jours de boisson, quand surtout les selles sont abondantes, les urines, qui étaient troubles, épaisses, filantes, s'éclaircissent ; leur dépôt muqueux diminue, elles exhalent une odeur moins désagréable ; les envies d'uriner, qui réveillaient les malades sept ou huit fois par nuit, n'interrompent plus leur sommeil qu'à deux ou trois reprises ; le sentiment de pesanteur du bas-ventre se dissipe ; la miction devient plus facile, et les malades sont ravis de voir avec quelle force ils expulsent leur urine. Cette amélioration fait chaque jour de nouveaux progrès, et finit par se transformer en une guérison plus ou moins complète, après une ou deux saisons. On seconde les efforts de l'eau, dans les cas invétérés, à l'aide de bains sulfureux, de douches au périnée, à la région lombaire. De plus, les malades en emportent avec eux, et ils en subissent encore quelque temps l'influence pour consolider leur guérison et prévenir les récidives, qui sont fréquentes dans l'affection dont nous nous occupons. Cette précaution est surtout indispensable aux malades qui quittent Contrexéville avant leur entier rétablissement. Un régime tonique sans être excitant, des vêtements de flanelle sur la peau, un appartement sec et chaud : telles sont les indications qui doivent compléter le traitement.

« Peu de catarrhes vésicaux résistent à cet ensemble de moyens convenablement ménagés ; les plus tenaces exigent un voyage aux eaux l'année suivante, et enfin, dans les cas tout à fait rebelles, et heureusement ils sont rares, l'amélioration que les malades recueillent n'est pas à dédaigner, puisqu'ils retournent à Contrexéville pour l'affermir et pour l'accroître, s'il est possible.

« En présence de ces faits, nous n'avons pas dû conserver l'ombre d'un doute sur l'incontestable valeur des eaux de Contrexéville dans le catarrhe de vessie, et nous n'hésitons pas à leur assigner une place importante parmi les agents de la matière médicale que l'on dirige avec le plus de succès contre cette opiniâtre affection. Leur action, d'ailleurs, si l'on veut bien y réfléchir, suffit parfaitement à rendre compte de ces résultats et à satisfaire les esprits les plus exigeants. L'énorme masse du liquide qui traverse la vessie balaye devant elle le mucus altéré, dont la présence entretenait l'irritation morbide ; ses qualités, légèrement astringentes, stimulent, tonifient la muqueuse, en modifient la vitalité ; enfin, sa vertu purgative amène sur le canal intestinal une dérivation et une spoliation répétées chaque jour, pendant une ou deux saisons, qui expliqueraient à elles seules la diminution, la suppression même, de la sécrétion pathologique. »

Continuons à passer en revue les opinions des auteurs.

« L'eau minérale de Contrexéville, dit M. Civiale, a surtout pour effet de ranimer la contractilité vésicale, presque toujours affaiblie dans cette maladie, et sous ce rapport son usage peut être utile. Plusieurs de mes malades affectés en même temps d'atonie et de catarrhe grave, auxquels j'avais conseillé les eaux de Contrexéville, en ont obtenu de si bons effets qu'ils y sont retournés de leur propre mouvement (1). »

Un médecin, atteint de catarrhe de vessie, qui est venu en 1864 à Contrexéville, et qui, paraît-il, s'en est trouvé très-bien, vient de publier les lignes suivantes : « J'ai pu me convaincre d'un fait qui a été d'ailleurs signalé par la plupart des auteurs, à savoir que l'eau minérale de la source du *Pavillon* possédait une action réellement spécifique contre le catarrhe de vessie. M. le docteur A. Rotureau, dans son ouvrage si recommandable sur les *Eaux minérales de la France*, a donc eu raison de dire : « Dans les catarrhes de « vessie, il est bien rare que les eaux de Contrexéville n'arri- « vent pas à déterminer une guérison complète. Il est pro- « bable que les nombreux malades délivrés à ces sources « d'une affection toujours si tenace ont contribué surtout à « la réputation incontestable de ces eaux.

« MM. les docteurs Baud, Legrand du Saulle et Auguste Millet ont publié, sur la guérison des catarrhes vésicaux essentiels par les eaux de Contrexéville, des faits qui ne laissent plus subsister de doute dans les esprits. Je n'ai tenté mon voyage dans les Vosges qu'après m'être formé là-dessus une opinion très-arrêtée. J'ai eu le bonheur de me guérir, et j'ai pensé qu'il était de mon devoir non-seulement d'acquitter une dette de reconnaissance, en écrivant cet article, mais encore de citer franchement mon exemple, afin qu'il puisse servir à mes confrères et à leurs malades : en quittant l'hôpital, l'individu guéri ne pense-t-il pas à ses compagnons de souffrance? » (2)

(1) *Traité pratique sur les maladies des organes génito-urinaires*, t. III, p. 525 et 526.

(2) *Gazette des Hôpitaux* du 29 avril 1865.

Discussions à la Société de médecine pratique de Paris.

La question si importante du traitement du catarrhe de vessie par les eaux minérales a eu le bonheur d'être soulevée deux fois au sein de la plus ancienne et peut-être de la plus autorisée des sociétés savantes de Paris. En 1863 (1), M. Mallez, dans un exposé trop technique pour pouvoir être reproduit ici, a ouvert le débat.

Admettant avec tout le monde l'efficacité des eaux de Contrexéville dans le catarrhe vésical, il a regretté qu'on n'ait pas suffisamment précisé dans quels cas de catarrhe ces eaux ont fourni de bons résultats. Le catarrhe vésical n'est, selon lui, que le symptôme d'autres états pathologiques de la vessie ou de l'urètre, et sa gravité serait extrêmement variable. Il pense donc qu'il serait de la dernière importance de spécifier la cause du catarrhe et de faire savoir s'il était dû à un rétrécissement de l'urètre, à une hypertrophie prostatique partielle ou totale, à une pierre, à une induration des parois de la vessie ou à l'inertie de cet organe : autant de points qui permettraient de juger de la curabilité du catarrhe vésical et de la part d'action à faire aux eaux minérales.

J'assistais à cette séance, et je m'empressai de relever le gant. Toute mon argumentation peut se résumer dans les considérations qui vont suivre.

La cystite chronique est assez peu connue des praticiens ordinaires, et le temps leur manque trop souvent pour pouvoir faire une étude sérieuse de l'urine, de ses dépôts muqueux, sanguinolents ou puriformes. Ils constatent chaque jour que l'urine est altérée sous le rapport de sa densité, de sa transparence, de son odeur et de sa couleur ; ils prescrivent des bains, des boissons émollientes, quelques balsamiques et

(1) Séance du 5 février, présidence de M. Trousseau.

un régime diététique ; puis, lorsque la belle saison est arrivée, ils dirigent leurs malades sur Contrexéville, Pougues ou Evian. Il m'est, pour ma part, arrivé quelquefois de rectifier des jugements erronés et de trouver des catarrhes de vessie là où l'on ne supposait pas qu'il y en eût, et d'en rencontrer, au contraire, dans des cas où la maladie n'avait point été mise en cause. Je me gardais bien alors de laisser soupçonner au malade l'erreur commise ; je lui prescrivais, s'il y avait lieu, le traitement le plus rationnel, ou, si je pensais que les eaux de Contrexéville ne dussent lui procurer aucun soulagement, je lui faisais quitter la station sous un prétexte vraisemblable, et j'instruisais immédiatement le médecin ordinaire des motifs qui avaient éclairé ma manière de voir, éveillé mes scrupules et dicté la résolution prise.

Lorsqu'un malade, ai-je ajouté, m'est adressé à Contrexéville et qu'il est atteint ou soupçonné d'une affection catarrhale de la vessie, je me place au point de vue thérapeutique que désire le plus le médecin ordinaire ; j'impose au malade une lixiviation médicinale de toute la filière des voies urinaires ; j'emploie les moyens balnéologiques comme accessoires ; je détermine très-fréquemment d'importantes modifications dans la sécrétion rénale, et, cela fait, je cesse d'intervenir.

Une seconde discussion, sur le même sujet, a été soulevée cette année même à la Société de médecine pratique (1). MM. Mallez et Beni-Barde sont entrés dans les détails les plus circonstanciés au sujet de toutes les questions physiologiques qui sont relatives au fonctionnement de la vessie et aux désordres pathologiques de cet organe.

En prenant part au débat qu'a soulevé le travail original de M. Mallez, mon intention, ai-je dit, n'est point de suivre les honorables préopinants sur le terrain de la physiologie ; je veux, au contraire, développer brièvement quelques considérations pratiques sur le catarrhe vésical et sur son étiologie, si souvent méconnue.

(1) Séance du 2 mars 1865, présidence de M. Legrand du Saulle.

J'entends dire partout que le catarrhe vésical n'est que le symptôme d'états pathologiques divers de la vessie ou de l'urètre. Eh bien, c'est là une opinion manifestement exagérée. Je n'ignore pas que le catarrhe vésical est occasioné et entretenu fréquemment par un état névralgique de l'urètre et du col vésical, par des rétrécissements organiques de l'urètre, par des affections de la prostate, des maladies antécédentes des organes génitaux, des tumeurs fongueuses de la vessie, par des calculs et par le défaut de contractilité des parois vésicales, comme l'a indiqué si bien M. Mallez; mais ce que je sais aussi, c'est que la cystite chronique se développe dans maintes occasions en dehors de toute lésion des voies urinaires et sous l'influence de causes multiples.

Je peux citer plusieurs exemples :

1° Un individu bien portant, âgé de 45 ans, passe l'hiver dans une villa sur les bords du lac d'Enghien ; il devient catarrheux, part pour Nice et l'Italie, et guérit. L'année suivante, la cystite chronique reparaît avec plus d'intensité à Enghien ; il se rend aux eaux de Contrexéville et guérit. Il passe maintenant ses hivers à Paris et n'est plus malade.

2° Un conducteur de diligence est fortement mouillé pendant une nuit très-pluvieuse ; le lendemain, il a une cystite aiguë ; six semaines après, il a une cystite chronique. Il a guéri à Contrexéville.

3° Un individu de cinquante-cinq ans est à la chasse ; il est surpris par un orage terrible, rentre chez lui tout mouillé, est pris de rétention d'urine et consécutivement de catarrhe vésical : il va aux eaux de Contrexéville et guérit.

Si l'influence du froid et de l'humidité est si peu contestable, je dirai que l'action des causes directes, des violences extérieures, doit également être admise. Je me souviens d'un maréchal ferrant, âgé de trente-cinq ans, qui, après avoir reçu un coup violent dans la région hypogastrique, devint catarrheux au premier chef. Il a guéri.

J'ai vu l'abus des diurétiques amener l'inflammation de la

vessie, et j'ai vu aussi des cystites chroniques provenir de métastases. Je n'oublierai jamais le cas suivant :

Un ancien négociant de Paris, âgé de soixante ans, atteint de bronchorrée depuis dix-huit ans, rendait tous les matins des flots de mucus. Un jour, il cessa d'expectorer, mais il s'aperçut bientôt que des troubles sérieux étaient survenus chez lui dans la sécrétion urinaire. Il vint à Contrexéville et guérit de son catarrhe vésical, mais au bout de quelque temps il mourut d'une bronchite suffocante.

Ma conclusion est celle-ci : le catarrhe de vessie est très-souvent un symptôme, mais il est aussi une maladie essentielle. Dans le premier cas, l'intervention chirurgicale est éminemment secourable; dans le second, la médication par les balsamiques et les eaux minérales suffit amplement pour amener la guérison.

La discussion ne s'en tint pas là. M. le docteur Caron, médecin de la préfecture de police, prit la parole après moi, appuya mes opinions et cita le fait que voici : « J'ai donné des soins à un homme âgé de cinquante-huit ans, qui par profession était exposé à vivre dans un milieu atmosphérique très-élevé. Il contracta une diathèse rhumatismale, et fut, à la suite d'une suette qui s'était brusquement supprimée, atteint de catarrhe vésical *métastatique*. Il n'y avait pas d'albumine dans les urines, mais bien du pus. L'emploi des sudorifiques amena le rétablissement de ce malade; mais quatre ans plus tard il survint une rechute très-grave. Je l'envoyai alors à Contrexéville, mais notre collègue M. Legrand du Saulle porta aussitôt un pronostic très-peu rassurant. Le malade mourut effectivement deux ou trois mois après. »

Faits cliniques.

J'ai recueilli quelques notes sommaires sur les 235 cas de cystite chronique qu'il m'a été donné de traiter jusqu'à présent à Contrexéville, mais j'ai malheureusement perdu de vue un très-grand nombre de malades, et il m'est à peu près impossible de dresser aujourd'hui une nomenclature rigoureuse. Je ne l'essayerai même pas. Au mois de mai 1862, n'ayant alors observé que 103 exemples de catarrhe de vessie, j'avais entrepris une enquête sur les résultats obtenus à Contrexéville; je parvins à avoir des nouvelles de 42 malades, et voici quelles furent les catégories que j'établis :

Guérison complète,	12
Amélioration très-prononcée,	9
Amélioration sensible,	10
Amélioration légère,	4
Sans aucune amélioration,	5
Mort,	2
Total.	42

J'avais été d'une grande sévérité dans la fixation de ces chiffres. Trois malades, par exemple, se considéraient comme radicalement guéris et parlaient à tout le monde de leur cure heureuse. Je ne leur accordai cependant que les honneurs restreints de la seconde catégorie. Ils étaient pour moi dans un état d'amélioration très-prononcée, mais je n'étais pas encore autorisé à dire plus. La suite a prouvé que j'avais eu raison : le premier a guéri définitivement en 1863, le second est resté dans un état stationnaire et le troisième est retombé malade.

L'un des phénomènes qui frappent le plus les buveurs, c'est la diminution progressive, sous l'influence de la cure, des besoins d'uriner.

Comme je n'ai point appris à marcher au milieu des ténèbres, je prie chaque malade de tenir une comptabilité *ad hoc* et de me renseigner exactement sur le nombre des mictions. J'acquiers ainsi de très-fortes présomptions pour ou contre l'action des eaux, et, de son côté, le malade est le propre surveillant de l'expérience. J'ai pu ainsi être témoin des faits suivants :

1° En 1858, M. T..., receveur central des finances de la Seine, âgé de soixante-quatre ans, urinait en moyenne vingt-sept fois dans les vingt-quatre heures, lorsqu'il fut envoyé à Contrexéville par son intime ami, M. Trousseau. Vingt-et-un jours après, il n'urinait que seize fois. Sur mes instances, M. T... revint six semaines après et recommença une nouvelle saison. Dix-neuf jours après, il urinait onze fois.

2° En 1859, M. B..., négociant, âgé de cinquante-sept ans, urinait, à son arrivée à Contrexéville, de quarante à quarante-quatre fois; il partit n'urinant plus que quinze fois. A son retour, en 1860, il urinait vingt-deux fois; vingt-trois jours après, il urinait dix fois.

3° En 1859, un ouvrier de la campagne, âgé de trente-deux ans, urinant pendant le jour quatre fois par heure et pendant la nuit deux fois par heure, ce qui représentait à peu près quatre-vingt mictions dans les vingt-quatre heures, passa un mois à Contrexéville et présenta chaque jour l'amélioration la plus rapide et la plus surprenante. A ma sollicitation, il voulut bien, avant de retourner chez lui, rester deux jours de plus sous ma direction sans suivre de traitement. Il urinait alors onze fois par vingt-quatre heures. La question était jugée.

4° En 1859, M. C..., receveur général de la Corse, âgé de soixante-six ans, urinait vingt fois; il quitta Contrexéville n'urinant plus que onze fois. M. C... avait une santé délabrée : il était très-sujet aux accès de fièvre et portait toujours sur lui du sulfate de quinine. Ses urines charriaient, à son arrivée dans les Vosges, une proportion assez considérable de phosphate de chaux, et elles avaient une fétidité caractéristique. Au bout de quelques jours, l'amélioration était très-marquée, mais je n'en eus pas moins la pensée que M. C... finirait par avoir la pierre. Afin de prévenir cette redoutable éventualité, je suppliai M. C... de faire usage d'eau de Contrexéville à Ajaccio, pendant l'hiver, et de ne jamais manquer de faire une visite annuelle à la source du *Pavillon*. M. C... ne fit pas demander d'eau et ne revint plus.

Trois ans plus tard, il se fit lithotritier à Paris par M. Phillips. M. C. a succombé depuis.

Je me suis demandé si M. C... n'avait pas déjà la pierre en 1859, mais, en y réfléchissant, j'ai repoussé cette supposition. Les eaux, en effet, loin de ramener les mictions de vingt à onze, auraient exaspéré son état et auraient trahi la présence du corps étranger par des manifestations significatives. Pendant les dix mois qui ont suivi sa saison, le malade allait tellement bien qu'il s'est considéré comme guéri, qu'il a cru pouvoir dédaigner mes recommandations et qu'il s'est abstenu de revenir aux eaux. Si M. C... avait eu la pierre à cette époque, en eût-il été de même? Évidemment non.

— En même temps que les besoins d'uriner vont en diminuant, les urines s'éclaircissent et reprennent un aspect normal. Les malades sont surpris de ce contraste frappant et rapide, et le médecin, qui est averti de ces modifications si heureuses, voit se justifier ainsi cette assertion émise par quelques auteurs : « Dans le traitement du catarrhe de vessie, l'eau de Contrexéville jouit de la même efficacité que le sulfate de quinine contre la fièvre intermittente. »

Lorsqu'il se présente à mon examen quelques cas exceptionnels, lorsque les eaux fatiguent les malades, quand la source du *Pavillon* ne tient pas toutes ses promesses ou laisse protester ma signature, j'engage toujours les buveurs à aller prendre l'avis de mon honorable confrère M. le docteur J. M. Caillat. En présence d'une difficulté ou d'un doute, le médecin consulté extraordinairement peut parfois songer à quelque chose qui aurait échappé au médecin traitant.

CHAPITRE VII.

QUELQUES MOTS SUR LES MALADIKS DU FOIE.

J'ai vu un certain nombre de cas de lésions hépatiques, et je tiens à relater brièvement ici l'histoire pathologique de Mme L. de G..., qui vint à Contrexéville, en 1859, avec sa fille, Mme la marquise de Saint-A... Cette dame, âgée de soixante-douze ans, portait dans le flanc droit une tumeur sur la nature de laquelle MM. Gendrin et Cruveilhier avaient différé d'opinion. Un piége très-innocent me fut tendu à ma première visite : la malade se plaignit de son état de santé, me déclara qu'elle désirerait bien être fixée sur la nature de ses souffrances et me pria de l'examiner avec le plus grand soin. Je procédai à l'examen : le foie était notablement augmenté de volume; son bord dépassait les fausses côtes et descendait jusqu'à l'ombilic. La surface accessible à la palpation était légèrement bosselée, rénitente et élastique. J'étais indécis, lorsqu'à deux reprises différentes je perçus du frémissement hydatique. J'annoncai alors à madame L. de G... qu'elle était atteinte d'un kyste acéphalocystique du foie. Deux consultations me furent alors présentées. J'avais donné raison à M. Gendrin et tort à M. Cruveilhier. Or, d'après la malade, M. Gendrin s'était trompé! Fort de ma conviction, je ne voulus point discuter.

Je prescrivis des doses relativement très-faibles d'eau minérale, et néanmoins, le cinquième jour, le kyste se rompit tout à coup dans l'intestin et entraîna consécutivement une diarrhée inquiétante. Appelé sur-le-champ, Mme de Saint-A... me demanda la signification des nombreuses vésicules ou vessies aqueuses d'apparence si extraordinaire qui avaient été remarquées dans le vase de sa mère par la femme de chambre. Je reconnus de simples poches renfermant quelques échinocoques. M. le docteur Lenoir, chirurgien de l'hôpital Necker, — enlevé si prématurément à la science, — se trouvant à Contrexéville, fut, sur ma prière, appelé à vérifier le fait. Ce praticien éminent partagea entièrement ma manière de voir. Mme L. de G..., après avoir passé près d'une semaine dans l'état le plus grave, se remit complétement, reprit de l'appétit et des forces, put faire d'assez longues promenades et finit par digérer jusqu'à six ou sept verres d'eau minérale; le foie reprit des dimensions normales, et la malade nous quitta très-satisfaite de son séjour dans les Vosges. Ce cas constitue une grande exception, et dans des circonstances analogues la mort est presque la règle.

Pour la complète édification de nos lecteurs, nous rappellerons ici en termes généraux que les kystes acéphalocystiques sont des poches développées dans l'épaisseur d'un organe; qu'elles sont ordinairement tapissées à l'intérieur par une matière jaunâtre, et qu'elles contiennent une ou plusieurs vessies libres, non adhérentes, à parois blanches, semi-transparentes, élastiques, tremblantes sous le doigt, et remplies d'un liquide clair et ténu; qu'enfin ces vessies renferment des échinocoques.

Mais revenons à l'action de l'eau minérale de Contrexéville dans les affections du foie. Mme D... était sujette depuis plusieurs années à de formidables coliques hépatiques, et atteinte habituellement de la constipation la plus opiniâtre. Son mari, l'un des membres les plus distingués de l'Académie de médecine, l'avait conduite en 1859 à Vichy, et, les crises ayant reparu dans l'hiver avec la même intensité que précédemment, il appela en consultation ses amis MM. les docteurs Legroux et Barth. Ces savants confrères se prononcèrent en faveur de Contrexéville. Mme D... y arriva dans les derniers jours de mai 1860, et nous eûmes l'honneur de lui donner des soins.

Neuf jours après avoir commencé son traitement, Mme D..., qui n'avait point encore eu à Contrexéville une seule garderobe, fut prise d'une colique hépatique d'intensité moyenne, en revenant de le source, à neuf heures du matin. Je provoquai dans la nuit plusieurs exonérations intestinales, et le surlendemain Mme D... reprit l'usage de l'eau minérale. A partir de ce moment, la constipatiou céda un peu, et la malade passa l'année de 1860 à 1861 sans accidents. La nouvelle saison qu'elle vint faire en juin 1861 se passa très-bien.

J'arrive à la relation succincte d'un fait clinique qui s'est passé sous les yeux de tous les buveurs, et qui a eu un grand retentissement en 1858. Une jeune femme, blonde et d'une beauté peu commune, Mme d'A... (de Bar-sur-Aube), était très souffrante-depuis cinq ans, et avait consulté à Paris plusieurs médecins réputés. On l'avait successivement envoyée à des eaux d'Allemagne, puis à Vichy, et enfin à l'établissement hydrothérapique de Bellevue. Son état maladif était très-diversement apprécié, lorsqu'elle se décida à demander des conseils à l'honorable M. Arnal, médecin ordinaire de l'Empereur, qui lui tint à peu près ce langage: « Il me paraît très-difficile de caractériser d'une manière nette la nature de vos souffrances; mais allez à Contrexéville, et sans nul doute les eaux, — que j'ai de bonnes raisons pour connaître, — iront s'inscrire sur l'organe malade et détermineront une crise quelconque ou des phénomènes spéciaux qui ne laisseront plus de prise à l'erreur. » Mme d'A... se soumit à cette recherche de l'inconnu, et elle vint forcer la source du Pavillon à lui dévoiler le mystérieux secret de son état de langueur et de dépérissement. L'épreuve réussit: au bout de quelques jours, Mme d'A... fut en proie à une violente colique hépatique, et le surlendemain elle faisait circuler de main en main, aux abords de la fontaine minérale, une boîte renfermant sa collection de calculs biliaires. Elle fit deux saisons, et revint *par reconnaissance* en 1859 et en 1860, bien que jouissant d'une santé excellente. Je n'ai pas été le médecin de Mme d'A..., mais je garantis l'exactitude de son observation.

RÉFLEXIONS FINALES.

A peine arrivé au milieu de ma course, j'entends sonner l'heure qui marque l'inauguration de la saison de 1865. A mon très-grand regret, je laisse tomber ma plume et je renvoie à l'an prochain la publication de la deuxième partie de ce mémoire clinique. Il m'en coûte d'ajourner la relation de faits nombreux et intéressants qui se rattachent à la pathologie des voies urinaires et de passer notamment sous silence les affections de la prostate; mais il me faut déférer à d'inexorables considérations. Il m'en coûte davantage encore de ne rien dire des infirmités et des maladies propres à la femme, car un certain amour-propre d'auteur me portait à signaler ici tout un ordre nouveau de recherches et à vulgariser une application saisissante et jusqu'à présent méconnue de nos eaux.

Mon savant et digne confrère de Tours, le docteur A. Millet, qui, par une initiative aussi louable que désintéressée, a spontanément élevé ses sentiments de reconnaissance envers Contrexéville à la hauteur des rares qualités de son esprit et de son cœur, a heureusement esquissé quelques-uns des éléments de la question dans la troisième édition de son travail. Que le lecteur veuille donc bien y recourir.

L'une de mes préoccupations, en composant ce mémoire, a été de rendre justice à chaque auteur et de citer honorablement son nom et ses travaux. La réputation de Contrexéville a été de la sorte mise en relief par les représentants les plus autorisés de la science médicale.

De nos jours, on a trop souvent la témérité d'imprimer de gros volumes et de ne parler que de soi; on s'approprie en silence les idées des autres, on les exprime en des termes à peine différents, et l'on se livre à la complaisante admiration de son œuvre d'emprunt. Ce procédé soulève la réprobation des honnêtes gens et est indigne de la science, qu'il cherche d'ailleurs si peu à servir. Au risque de tomber dans l'excès contraire, j'ai textuellement reproduit les opinions des auteurs anciens et modernes qui m'ont paru mériter une mention spéciale. Il y a plus : lorsque j'ai rencontré dans leurs travaux des observations plus curieuses, plus rares et plus concluantes que celles dont je pouvais personnellement disposer, j'ai donné avec empressement l'hospitalité aux documents d'autrui, et je me suis effacé. La science est un grand livre où les travailleurs doivent avoir un compte ouvert; c'est attenter à leur vie morale que de ne les créditer systématiquement que de pages blanches.

La saison des eaux s'ouvre donc à Contrexéville. Je reprends mon sillon et vais chercher à le creuser encore, à le creuser toujours. Quand tout marche, ne pas avancer, c'est reculer.

J'ai la satisfaction de penser que depuis huit ans j'ai pu faire entrer en quelque sorte les eaux de Contrexéville dans le domaine public. C'est sous mon inspiration, en effet, que l'action thérapeutique de la source du *Pavillon* a été magistralement exposée et étudiée par mes maîtres, mes confrères ou mes collègues, soit dans les recueils scientifiques, soit dans les sociétés savantes, soit dans les cours officiels ou libres, soit dans les ouvrages spéciaux. La science a maintenant délivré à Contrexéville ses lettres de naturalisation.

Ma tâche n'est point terminée, et le champ qu'il me reste à parcourir est d'une bien grande étendue encore, mais je ne désespère pas d'apporter de plus en plus ma part contributive à une œuvre dont le succès est l'une des assises de la santé publique.

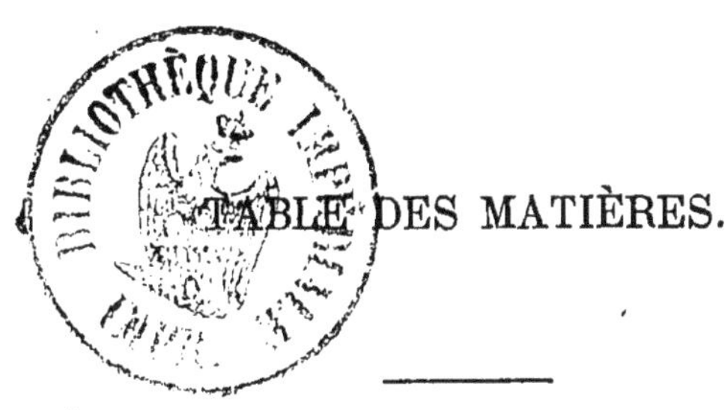

TABLE DES MATIÈRES.

Pages.

BIBLIOTHÈQUE IMPÉRIALE IMPR.

FIN.

997. — Paris, imprimerie Jouaust, rue Saint-Honoré, 338.

www.ingramcontent.com/pod-product-compliance
Ingram Content Group UK Ltd.
Pitfield, Milton Keynes, MK11 3LW, UK
UKHW021003230726
13924UKWH00009B/1591